基层中医药适宜技术丛书

内科常见病中医药适宜技术

刘慧荣　主编

中国中医药出版社

·北京·

图书在版编目（CIP）数据

内科常见病中医药适宜技术 / 刘慧荣主编 . —北京：
中国中医药出版社，2020.10
（基层中医药适宜技术丛书）
ISBN 978-7-5132-6412-9

Ⅰ . ①内⋯ Ⅱ . ①刘⋯ Ⅲ . ①中医内科—常见病—中
医治疗法 Ⅳ . ① R25

中国版本图书馆 CIP 数据核字（2020）第 172627 号

中国中医药出版社出版

北京经济技术开发区科创十三街 31 号院二区 8 号楼
邮政编码　100176
传真　010-64405750
保定市西城胶印有限公司印刷
各地新华书店经销

开本 787×1092　1/16　印张 14.5　字数 204 千字
2020 年 10 月第 1 版　2020 年 10 月第 1 次印刷
书号　ISBN 978 - 7 - 5132 - 6412 - 9

定价　55.00 元
网址　www.cptcm.com

社 长 热 线　010-64405720
购 书 热 线　010-89535836
维 权 打 假　010-64405753

微信服务号　zgzyycbs
微商城网址　https://kdt.im/LIdUGr
官 方 微 博　http://e.weibo.com/cptcm
天猫旗舰店网址　https://zgzyycbs.tmall.com

如有印装质量问题请与本社出版部联系（010-64405510）

《内科常见病中医药适宜技术》
编委会

主　编　刘慧荣

副主编　刘世敏

编　委　周次利　吴璐一　赵　敏

《基层中医药适宜技术丛书》
编委会

前 言

为贯彻落实《中共中央国务院关于促进中医药传承创新发展的意见》和《关于印发基层中医药服务能力提升工程"十三五"行动计划的通知》精神，适应基层中医药人员临床能力提升的需求，重点推广普及实用型适宜技术，中华中医药学会在广泛调研基础上，于2018年启动"继续教育＋适宜技术推广行动"，同时，策划了本套《基层中医药适宜技术丛书》（以下简称"丛书"）。

本套丛书分为《基层中医药适宜技术基本操作》《内科常见病中医药适宜技术》《外科常见病中医药适宜技术》《妇科常见病中医药适宜技术》《儿科常见病中医药适宜技术》《骨伤科常见病中医药适宜技术》《五官科常见病中医药适宜技术》7个分册。其中《基层中医药适宜技术基本操作》重点介绍适宜在基层医院、社区卫生服务站选用的技术方法，突出实用性、操作性。6个临床分册以病为纲，在每个常见病、多发病下，介绍适合该病且确有疗效的针刺、艾灸、推拿（含小儿推拿）、拔罐、刮痧、敷贴、耳穴、熏蒸等治疗方法。

丛书邀请全国中医药行业规划教材主编、中医药院所学科带头人及针灸、推拿、刮痧等领域知名专家执笔，在系统梳理基层常见病、多发病基础上，选择适合运用上述技术的病证，结合编写人员的临床经验编写而成。考虑到基层中医药人员学习面临的实际困难，各位主编还分别录制了与丛书配套的授课视频，希望能通过直观的教学方式，帮助有关人员学而能会，习而可用。

成都中医药大学原校长、国家重大基础研究"973"项目首席科学家、国家重点学科针灸推拿学学科带头人梁繁荣教授，中医药高等学校教学名师、湖南中医药大学常小荣教授，中医药高等学校教学名师、浙江中医药大学范炳华教授，从始至终参与本套丛书的策划、编写指导与授课工作，彰显出对中医药人才培养的责任担当和殷切希望。中国中医药出版社张燕编辑、中医古籍出版社王晓曼主任，承担本套丛书统筹和疾病概论编写工作。各分册主编兢兢业业，换位思考，将自己的临床经验融入丛书编写与内容讲授。在此，对以上专家、同人的努力，表示由衷的感谢！

筑牢基层中医药服务阵地，为基层医生、全科医生和乡村医生中医药知识与技能培训提供系统的知识读本，以信息化支撑中医药人才培养与服务体系建设。愿本套丛书作为中华中医药学会联系中医药工作者的切入点之一，为基层中医药人员的成长提供新的动力！

中华中医药学会

2020 年 7 月

《基层中医药适宜技术示教视频》介绍

为提升基层中医药人员临床能力，推广普及实用型适宜技术，中华中医药学会本着"面向基层，紧贴临床，注重实操，实用规范"的原则，组织中医药行业知名专家，录制了《基层中医药适宜技术示教视频》（以下简称"视频"），供基层中医药从业人员学习使用。

"视频"以《基层中医药适宜技术丛书》为大纲，分为基层中医药适宜技术基本操作及内、外、妇、儿、骨伤、五官各科常见病适宜技术，共 7 套，160 余学时。其内容包括常用适宜技术基本操作示教、各科疾病概述及常见病适宜技术应用讲解与演示，使用方法如下：

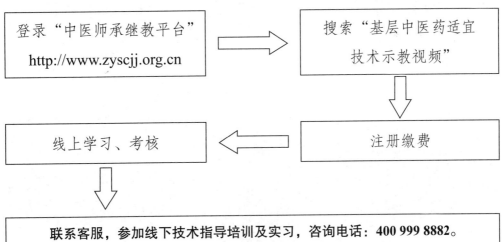

登录"中医师承继教平台" http://www.zyscjj.org.cn	⟹	搜索"基层中医药适宜技术示教视频"

线上学习、考核	⟸	注册缴费

联系客服，参加线下技术指导培训及实习，咨询电话：**400 999 8882**。

"扫一扫"

关注中医师承继教公众号联系客服

编写说明

为贯彻落实《中共中央国务院关于促进中医药传承创新发展的意见》，提升基层中医药人员临床能力，推广普及实用型适宜技术，2018年12月12—14日，由中华中医药学会主办、中国中医药出版社承办的基层适宜技术人才培养论证会暨培训教材编写会在北京西藏大厦召开。经过讨论，本次会议确定了《基层中医药适宜技术丛书》（以下简称"丛书"）纳入的病种和基层临床适宜的中医药技术。

中医药基层适宜技术是中医学的重要组成部分，以藏象、经络、阴阳五行等中医基本理论为指导，包括针刺、艾灸、推拿、刮痧、穴位敷贴、耳针等基层常用治疗疾病的方法。因其具有"简、便、效、廉"的特点，自古至今一直深受欢迎，为我国人民的健康做出了巨大贡献。限于编写人员的知识结构或思维定式，目前有关中医药基层适宜技术的书籍大多以技术操作或临床症状为纲，不利于融会贯通和整体比对。本套丛书从培养基层医务人员的中医思维出发，以疾病为纲，选择内科、外科、妇科、儿科、骨伤科和五官科常见病和多发病，在简要梳理疾病的病因病机和辨证分型基础上，重点介绍适宜不同病证的技术方法，便于基层临床医师根据病证具体情况、当下医疗条件等，因地、因时、因人制宜地施治，更具灵活性、参考性和实践性。

本书共8章，分别介绍了内科常见的肺系、脾胃系、肝胆系、心系、脑系、肾系病证，以及气血津液和肢体经络病证的基层中医药适宜技术，涉及感冒、咳嗽、哮喘，呕吐、呃逆、胃痛、腹痛、便秘、泄泻、痢疾、胁痛、黄疸，不寐、心悸，眩晕、头痛、中风后遗症，淋证、癃闭、水肿、阳痿、遗精、早泄，内伤发热、肥胖、中暑，面痛、痿证、痹证等近 30 种中医病证。为适应基层中医药临床实际，还介绍了高血压、糖尿病等常见慢性病的中医药适宜技术。

全书内容精炼，实用性和操作性强，适宜基层医院、社区卫生服务站、村卫生室等基层临床工作者选读，也可供中医药适宜技术爱好者阅读参考。

本书编委会

2020 年 8 月

目　录

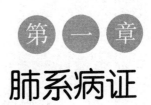

第一章

肺系病证

第一节 感 冒

一、概述

感冒是感受触冒风邪，邪犯卫表而导致的常见外感疾病，临床表现以鼻塞、流涕、喷嚏、咳嗽、头痛、恶寒、发热、全身不适、脉浮为特征。本病四季均可发生，尤以春冬两季为多。病情轻者多为感受当令之气，称为伤风、冒风、冒寒；病情重者多为感受非时之邪，称为重伤风。在一个时期内广泛流行、病情类似者，称为时行感冒。

二、病因病机

1. 病因

外感六淫、时行病毒。

2. 病机

外邪侵袭人体是否发病，关键在于卫气之强弱（内因），同时与感邪的轻重有关（外因）。

外邪侵犯肺卫的途径有二，或从口鼻而入，或从皮毛内侵。感冒的基本病机是卫表不和，肺失宣肃。感冒病位在肺卫，主要在卫表。病理因素为六淫之邪。感冒的病理性质，常人多属实证，虚体感冒则属虚实夹杂。

三、类证鉴别

与风温早期的鉴别

感冒特别是风热感冒与风温初起颇为相似，但风温病势急骤，寒战发热甚至高热，汗出后热虽暂降，但脉数不静，身热旋即复起，咳嗽胸痛，头痛较剧，甚至出现神志昏迷、惊厥、谵妄等传变入里的证候。而感冒发热一般不高或不发热，病势轻，不传变，服解表药后，多能汗出热退、脉静身凉。病程短，预后良好。

四、辨证分型

1. 风寒束表证

恶寒重，发热轻，无汗，头痛，肢节酸痛，鼻塞声重，或鼻痒喷嚏，时流清涕，咽痒，咳嗽，咳痰稀薄色白，口不渴或渴喜热饮，舌苔薄白而润，脉浮或浮紧。

2. 风热犯表证

身热较著，微恶风，汗泄不畅，头胀痛，面赤，咳嗽，痰黏或黄，咽燥，或咽喉乳蛾红肿疼痛，鼻塞，流黄浊涕，口干欲饮，舌苔薄白微黄，舌边尖红，脉浮数。

3. 暑湿伤表证

身热，微恶风，汗少，肢体酸重或疼痛，头昏重胀痛，咳嗽痰黏，鼻流浊涕，心烦口渴，或口中黏腻，渴不多饮，胸闷脘痞，泛恶，腹胀，大便或溏，小便短赤，舌苔薄黄而腻，脉濡数。

4. 气虚感冒

恶寒较甚，发热，无汗，头痛身楚，咳嗽，痰白，咳痰无力，平素神疲体弱，气短懒言，反复易感，舌淡苔白，脉浮而无力。

5. 阴虚感冒

身热，微恶风寒，少汗，头昏，心烦，口干咽燥，干咳少痰，舌红少苔，脉细数。

NOTE

五、适宜技术

【针刺】

1. 治法

祛风解表。

2. 取穴

以手太阴经、手阳明经、督脉穴为主。

主穴：列缺、合谷、风池、大椎、外关。

配穴：风寒证配风门、肺俞；风热证配曲池、尺泽；暑湿证配足三里、中脘。素体气虚配足三里、气海；阴虚感冒配太溪、肾俞。

3. 操作

诸穴均宜浅刺。风寒证可加灸法；风热证大椎可行刺络拔罐。少商、商阳用点刺放血法。

4. 方义

本病病位在肺卫，太阴、阳明互为表里，故取手太阴、手阳明经列缺、合谷原络配穴以祛风解表；风池为治风要穴，取之既可疏散风邪，又可与列缺、合谷相配清利头目，宣肺利咽止咳；督脉主一身之阳气，温灸大椎可通阳散寒，刺络拔罐可清泄邪热；外关为手少阳三焦经的络穴，又为八脉交会穴，通于阳维脉，"阳维为病苦寒热"，取之可通利三焦，疏风解表。

［按语］

1. 针刺治疗感冒效果较好，疗效极好，若患者出现高热持续不退、咳嗽加剧等症时，应采取综合治疗措施。

2. 注意保持居室内空气流通。感冒流行期间可灸大椎、足三里等穴进行预防。

【艾灸】

1. 取穴

风池、大椎、列缺、风门、身柱、足三里。

2. 方法

大椎、风门、身柱选用隔姜灸；足三里选择温和灸；风池、列缺选用温和灸。轻者每天 1 次，每穴 5 ～ 10 分钟；重者每日 2 ～ 3 次，每穴 5 ～ 10 分钟。

> [按语]
>
> 1. 艾灸疗法可以改善感冒所引发的发热、头痛、咳嗽等不适症状。
>
> 2. 风热证和暑湿证发热较高者不宜艾灸，发热不高者可用艾灸疗法。
>
> 3. 艾灸疗法期间，宜多饮热水，保持室内通风，少去公共场所。

【推拿】

本病推拿以头面项部为主。

1. 头面及项部操作

（1）患者取坐位，术者站于患者侧后方，用一指禅推法在风池、天柱、大椎等穴做重点治疗，5 ～ 10 分钟。

（2）继上势，用一指禅推头维、太阳、攒竹、印堂等穴，然后分抹前额，约 5 分钟；拿颈项 3 ～ 5 遍，以酸胀为度。

（3）按揉迎香、睛明、颊车等穴，在两侧颞部用扫散法操作，结束治疗。

2. 背部操作

（1）按揉肺俞 2 分钟，拿双侧肩井，酸胀为度。

NOTE

（2）先掌揉后推擦背部膀胱经、大椎，以透热为度。

3. 上肢部操作

术者站于患者侧前方，一手托住患者一侧上肢，另一手拇指按揉曲池、尺泽、列缺、外关、合谷等穴，约 5 分钟。

以上治疗每次约 25 分钟，每天治疗 1 次，5 次为 1 个疗程。

> **［按语］**
>
> 1. 平时加强身体锻炼，提高机体抗病能力。
> 2. 伴随发热时要注意休息，多饮开水。
> 3. 饮食宜清淡易消化食物，忌辛辣、油腻、鱼腥之物。

【拔罐】

拔罐治疗感冒疗效较好，初期效果更佳。临床一般用常规留罐法，也可用膀胱经走罐或闪罐法。选穴基本方：外关、合谷。风寒感冒，加配风门；风热感冒，加大椎、少商；暑湿感冒，加足三里、中脘。发热较重者，大椎穴刺血罐疗；头痛者，加太阳、印堂穴；腹胀便溏者，加天枢。

【刮痧】

刮痧疗法适用于风寒、风热、暑湿感冒。

（一）风寒感冒

1. 治法

疏散风寒，宣肺解表。取督脉、足少阳经、足太阳经、手太阴经为主，以泻刮为主。

2. 处方与操作

泻刮督脉后发际经大椎穴至命门穴的循行线、足少阳经胆经风池穴经肩井穴至肩峰的循行线、足太阳膀胱经第 1 侧线大杼穴至肾俞穴的循行线，均要求出痧；角揉肺俞穴；采用拍法或叩击法对刮拭之处进行拍击或叩击；泻刮手太阴经肺经尺泽穴至太渊穴的循行线，以皮肤微红为度；角揉合谷穴。

发热无汗，鼻塞流涕者，加泻刮督脉前发际至印堂穴循行线。

（二）风热感冒

1. 治法

疏散风热，解表利咽。取督脉、足少阳经、足太阳经、手少阳经为主，以泻刮为主。

2. 处方与操作

泻刮督脉后发际经大椎穴至命门穴的循行线、足少阳胆经风池经肩井穴至肩峰的循行线、足太阳膀胱经第1侧线大杼穴至肾俞穴的循行线，均要求出痧；角推手少阳三焦经四渎穴至阳池穴的循行线，以皮肤微红为度；角揉外关穴。

咽喉肿痛，发热者，加角揉曲池、尺泽、合谷、鱼际、少商等穴。

（三）暑湿感冒

1. 治法

清解暑热，化湿畅中。督脉、足太阳经、足太阴经为主，以泻刮为主。

2. 处方与操作

泻刮督脉后发际至命门穴的循行线、足太阳膀胱经第1侧线大杼穴至肾俞穴的循行线，均要求出痧；泻刮足太阴脾经阴陵泉穴至三阴交穴的循行线，以皮肤微红为度；角揉阴陵泉穴。

胸闷纳呆，汗出不解者，加用拍法拍击腘窝、肘窝，要求出痧。

NOTE

[按语]

1. 刮痧治疗感冒有较好的疗效，尤其在感冒初期阶段，能够有效缓解症状，大大缩短病程，故应尽量选择在感冒初期进行治疗。

2. 刮痧后饮用 300 ～ 400mL 温开水。

3. 刮痧当日最好休息 1 天，以利疾病恢复。

4. 痧退后再刮痧 1 次。

【敷贴】

1. 风寒感冒

将白芥子、薄荷研细，取蛋清调药，敷贴神阙、大椎及涌泉穴。

2. 风热感冒

淡豆豉 30g、连翘 15g、薄荷 9g，三药混合研细过筛，取 20g，加入葱白适量，捣烂调膏，敷贴风池、大椎穴，覆以纱布。

3. 气虚和阴虚感冒

体虚易感冒者在"三伏天"或"三九天"进行"三伏贴"或"三九贴"，可增强免疫力，预防感冒发生。取穴大椎、风门、身柱、足三里等。

三伏贴：在三伏天，选用延胡索 10g，白芥子 40g，甘遂 10g，细辛 10g 等药物，磨成粉末，用姜汁调匀后贴敷于穴位处，每次贴敷时间一般为小儿 0.5 ～ 2 小时，成人 4 ～ 6 小时。

三九贴：在三九天，选用延胡索 10g，白芥子 40g，甘遂 10g，肉桂 10g 等药物，磨成粉末，用姜汁调匀后贴敷于穴位处，每次贴敷时间一般为小儿 0.5 ～ 2 小时，成人 4 ～ 6 小时。

【耳针】

1. 取穴

主穴：肺、内鼻、气管、咽喉、风溪、肾上腺。

配穴：风寒束表证加颈；风热犯表证配耳尖、耳背静脉、扁桃体；

NOTE

暑湿伤表证加脾；气虚感冒加肾；阴虚感冒加三焦、膈。

2. 方法

（1）毫针法：每次选3～5个穴位，用75%乙醇消毒耳郭相应部位，在所选穴位处捻入或插入进针，每隔10～15分钟行针一次，留针20～30分钟，每日或隔日1次。出针时迅速将毫针拔出，用消毒干棉球轻压针孔片刻，以防出血。

（2）压籽法：每次取一侧耳穴，两耳交替使用。耳郭常规消毒后，用中药王不留行籽贴压在所选穴位上，边贴边按压，贴紧固定，并嘱患者每日按压耳穴3～5次，以加强刺激。隔日换贴1次。如对胶布过敏，及时取下，以免造成耳部水肿。

（3）刺血法：风热犯表患者，选取耳尖、耳背静脉、扁桃体放血。每次取一侧耳穴，左右耳交替进行，按摩耳郭使其充血后，以75%乙醇做常规消毒，用注射针头点刺耳尖、耳背静脉及扁桃体，每天治疗1次，每个穴位出血量为10～20滴。

（4）埋针法：常规消毒，把揿针或皮内针刺入上述耳穴，胶布固定。每次针刺一侧耳穴，隔2～4天换针另一侧耳穴。埋针期间不可将埋针处弄湿以防感染，若洗头洗澡应先将揿针或皮内针取出后再洗。

【熏蒸】

1. 方法一

中药配方：中药"感冒灵"（桂枝30g，白芍20g，荆芥15g，防风15g，薄荷100g）。

操作：加入中药气雾治疗仪中，待加热雾化后即以43℃中药气雾熏蒸治疗，每次约10分钟，每天1～2次。

2. 方法二

中药配方：紫苏叶60g，陈艾叶60g，葱白60g。

操作：上药加清水1500mL，煮沸5分钟，连渣倒入脚盆中，盆中放1张小木凳。嘱患者脱去鞋袜，将两足踏在小木凳上，并用大围巾将膝部以下及脚盆共围覆盖熏蒸之。待周身有微汗出时，旋即擦干腿足，

NOTE

避风片刻。每日 1 剂，熏蒸洗浴 1 ～ 2 次。

3. 方法三

中药配方：香苏液（紫苏 30g，柴胡 20g，薄荷 10g）。

操作：将上述药物经煎煮去渣浓缩，然后盛入玻璃瓶备用，用时浓度稀释至 20% 为宜。在蒸炉矿石上浇上稀释后的香苏液进行熏蒸，室内温度保持 60 ～ 80℃，时间每次 15 ～ 20 分钟，每日 1 次。

4. 方法四

中药配方：麻黄、薄荷、蝉蜕、辛夷各 15g，荆芥、芫荽、紫苏叶、浮萍各 30g。

操作：在一般治疗的基础上，给予熏洗液熏洗退热。将熏洗液以 1∶50 比例加入温水中，初始水温以 50℃ 为宜，先将大浴巾在熏洗液中浸湿后包裹在患儿身上，再将患儿置于盛熏洗液的盆上，利用蒸气熏蒸，待热蒸汽减少，水温降至 38 ～ 40℃ 时，将患儿置盆中用小毛巾进行全身擦浴，每次熏洗约 15 分钟，每日 2 次。

5. 方法五

中药配方：香薷、蝉蜕、白芷、浮萍各 6g，紫苏叶 12g，大黄 5g。

操作：将上述药物煎汤滤渣，倒入浴盆，先以热气熏蒸周身（嘱以布单围覆，仅露头颈在外），至水不烫时洗浴，擦背为主，水凉为止，每日 2 ～ 3 次。

NOTE

第二节　咳　嗽

一、概述

咳嗽是指肺失宣降，肺气上逆作声，或伴咳吐痰液而言。分别言之，有声无痰为咳，有痰无声为嗽，一般多为痰声并见，难以截然分开，故以咳嗽并称。

二、病因病机

1. 病因

（1）外因：六淫之邪，侵袭肺系。常以风为先导，或夹寒，或夹热，或夹燥，表现为风寒、风热、风燥相合为病。

（2）内因：脏腑功能失调，内邪干肺。分其他脏腑病变及肺脏自病。他脏及肺有饮食不调、情志不遂。肺脏自病者，常因肺系疾病迁延不愈，阴伤气耗。

2. 病机

咳嗽的基本病机为邪犯于肺，肺气上逆。咳嗽的病位在肺，与肝、脾有关，久则及肾。

咳嗽的病理性质：外感咳嗽属于邪实，为六淫外邪犯肺，肺气壅遏不畅所致。内伤咳嗽，病理因素主要为"痰"与"火"，病理性质多为虚实夹杂。

NOTE

他脏有病而及肺者，多因实致虚。如肝火犯肺者，每见气火炼液为痰，灼伤肺津。痰湿犯肺者，多因湿困中焦，水谷不能化为精微上输以养肺，反而聚生痰浊，上干于肺，久延则肺脾气虚，气不化津，痰浊更易滋生，此即"脾为生痰之源，肺为贮痰之器"的道理。甚则病及于肾，以致肺虚不能主气，肾虚不能纳气，由咳致喘。如痰湿蕴肺，遇外感引触，痰从热化，则易耗伤肺阴。

肺脏自病者，多因虚致实。如肺阴不足每致阴虚火炎，灼津为痰；肺气亏虚，气不化津，津聚成痰，甚则痰从寒化为饮。

三、辨证分型

（一）外感咳嗽

1. 风寒袭肺证

咳嗽声重，气急，咽痒，咳痰稀薄色白，常伴鼻塞，流清涕，头痛，肢体酸楚，或见恶寒发热，无汗等风寒表证，舌苔薄白，脉浮或浮紧。

2. 风热犯肺证

咳嗽频剧，气粗或咳声嘶哑，喉燥咽痛，咳痰不爽，痰黏稠或黄，咳时汗出，常伴鼻流黄涕，口渴，头痛，身楚，或见恶风，身热等风热表证，舌苔薄黄，脉浮数或浮滑。

3. 风燥伤肺证

干咳，连声作呛，喉痒，咽喉干痛，唇鼻干燥，无痰或痰少而黏，不易咯出，或痰中带有血丝，口干，初起或伴鼻塞，头痛，微寒，身热等表证，舌质红干而少津，苔薄白或薄黄，脉浮数或小数。

（二）内伤咳嗽

1. 痰湿蕴肺证

咳嗽反复发作，咳声重浊，痰多，因痰而嗽，痰出咳平，痰黏腻或稠厚成块，色白或带灰色，每于早晨或食后则咳甚痰多，进甘甜油腻食物加重，胸闷脘痞，呕恶食少，体倦，大便时溏，舌苔白腻，脉濡滑。

2. 肝火犯肺证

咳嗽呈阵发性，表现为上气咳逆阵作，咳时面赤，咽干口苦，常感痰滞咽喉而咯之难出，量少质黏，或如絮条，胸胁胀痛，咳时引痛，症状可随情绪波动而增减，舌红或舌边红，舌苔薄黄少津，脉弦数。

3. 肺阴亏耗证

干咳，咳声短促，痰少黏白，或痰中带血丝，或声音逐渐嘶哑，口干咽燥，或午后潮热，颧红，盗汗，日渐消瘦，神疲，舌质红少苔，脉细数。

四、适宜技术

【针刺】

1. 治法

理肺止咳。以肺的背俞穴、募穴及手太阴经穴为主。

2. 取穴

以肺的背俞穴、募穴及手太阴经穴为主。

主穴：外感取肺俞、列缺、合谷；内伤取肺俞、中府、太渊、三阴交。

配穴：风寒袭肺配风门、外关；风热犯肺配大椎、尺泽；风燥伤肺配风池、太溪、照海；痰湿蕴肺配丰隆；肝火犯肺配行间、鱼际；肺阴亏耗配膏肓。

3. 操作

针刺太渊注意避开桡动脉；肺俞、中府不可直刺、深刺，以免伤及内脏；其他腧穴常规操作。外感咳嗽针用泻法，肺俞可配闪罐，每日治疗1～2次；内伤咳嗽针用平补平泻或补法，每日或隔日治疗1次。

NOTE

4. 方义

咳嗽病位主要在肺，肺俞为肺气所注之处，位邻肺脏，可调理气机，使其清肃有权，该穴泻之宣肺、补之益肺，无论虚实及外感内伤的咳嗽，均可使用；列缺为手太阴经络穴，与肺俞相配为俞募配穴法，可调肺止咳；太渊为肺之原穴，本脏真气所注，可肃理肺气；三阴交为肝脾肾三经之交会穴，可疏肝健脾，使肝脾共调，肺气肃降，痰清咳平。

[按语]

1. 针刺对本病发作期或初发期疗效较满意。若出现高热、咳吐脓痰、胸闷喘促气短等重症时，应采取综合治疗措施。

2. 内伤咳嗽病程较长，易反复发作，应坚持长期治疗。急性发作时宜标本兼顾；缓解期需从调节肺、脾、肝等脏功能入手，重在治本。

3. 积极进行心肺功能锻炼，提高机体防病、抗病能力。戒烟对本病的恢复有重要意义。

【艾灸】

1. 取穴

风门、肺俞、中府、列缺、合谷。

2. 方法

风门、肺俞采用隔姜灸，中府运用温和灸，列缺、合谷选取回旋灸。每天1～2次，每穴5～10分钟。

[按语]

1. 艾灸疗法适用于风寒、痰湿引起的咳嗽，若属痰热、肝火、阴亏引起的咳嗽则不建议艾灸疗法。

2. 若出现高热、咯吐浓痰、胸闷气短等重症，应及时采取综合治疗措施。

3. 适当进行心肺功能锻炼，提高免疫力，戒烟对咳嗽的治疗十分重要。

4. 艾灸疗法过程中注意保持室内通风，避免灸烟过浓引起不适。

【推拿】

本病采用以按揉擦法为主推拿。

1. 胸背部操作

（1）患者取俯卧位，术者立于其侧旁，用一指禅推法或㨰法在患者背部两侧膀胱经往返治疗。时间 3～5 分钟。

（2）术者用拇指按揉肺俞、脾俞、天柱、大杼等穴位，每穴 1 分钟。以酸胀为度。

（3）患者取仰卧位，术者以中指揉天突、膻中、中府等穴，每穴 1 分钟，再双掌分推肋弓至两胁肋部，以微热为佳。

2. 四肢部操作

患者取坐位，术者以一指禅推法推尺泽沿肺经至太渊穴，按揉列缺、外关、合谷等穴。

［按语］

1. 咳嗽可见于多种呼吸系统疾病，因此必须明确诊断。症状较重者，应配合其他疗法。

2. 平时注意调护，慎防感冒。戒烟、酒，忌食辛辣肥腻之品。

3. 加强锻炼身体，增强体质，提高机体防御疫病能力及对寒冷的适应能力。

以上治疗每次约 25 分钟，每天治疗 1 次，5 次为 1 个疗程。

NOTE

【拔罐】

临床一般采用闪火法拔罐，留罐 15 ~ 20 分钟。

1. 外感咳嗽

合谷、肺俞。

2. 内伤咳嗽

痰浊阻肺取肺俞、中脘、足三里、尺泽、丰隆，肺燥阴虚取肺俞、中府。

【刮痧】

（一）外感咳嗽

1. 治法

疏风解表，宣肺止咳。取督脉、足太阳经、手太阴经，以泻刮为主。

2. 处方与操作

泻刮督脉大椎穴至命门穴的循行线、足太阳膀胱经第 1 侧线大杼穴至肾俞穴的循行线、足少阳胆经风池经肩井穴至肩峰的循行线，均要求出痧；采用点法或按法点按肺俞穴；泻刮手太阴肺经尺泽穴至太渊穴的循行线，不强求出痧；角揉合谷穴。

风寒袭肺者，加角揉风门穴；风热犯肺者，加角揉大椎、曲池穴；风燥伤肺者，加角揉外关穴。

（二）内伤咳嗽

1. 治法

调理脏腑，化痰止咳。取足太阳经、手太阴经、足太阴经，以平刮为主。

2. 处方与操作

平刮足太阳膀胱经第 1 侧线大杼穴至大肠俞穴的循行线，要求出痧；角揉肺俞、肝俞、脾俞、肾俞诸穴；平刮手太阴肺经尺泽穴至太渊穴的循行线，以皮肤微红为度；平刮足太阴脾经阴陵泉穴至三阴交穴的循行线，以皮肤微红为度。

痰湿蕴肺者，加角揉丰隆、阴陵泉穴；肝火犯肺者，加刮拭太冲、行间穴，以皮肤微红为度；肺阴亏耗者，加补刮照海穴。

> [按语]
>
> 1. 刮痧治疗咳嗽疗效很好，尤其对外感咳嗽常有立竿见影之效。
>
> 2. 刮痧后饮用300～400mL温开水。
>
> 3. 对于经常外感和内伤咳嗽的患者，平时没有症状也应每周刮痧1次，连续4次为1个疗程，休息2周后再开始第2个疗程，应坚持治疗3～4个疗程，目的在于提高机体卫外功能，增强皮毛腠理的适应能力，有较好的预防作用。

【敷贴】

药物组成：生麻黄、半夏、浙贝、白芥子、防风、蝉蜕、五味子、桔梗各10g，杏仁、乌梅、地龙各15g，甘草6g，细辛5g。

操作：上药共研末后，用生姜汁调制药贴。选大椎、风门、膏肓、膈俞、天突、膻中、关元、脾俞、肺俞和定喘穴。每月间隔10天，全身敷贴，4小时后可移除，1个疗程治疗3次。如局部有灼热刺痛感或明显疼痛，可提前移除，以患者耐受度为限，不要强行延长敷贴时间。

【耳针】

1. 取穴

主穴：气管、肺、对屏尖、神门、肾上腺。

配穴：风寒袭肺证加额；风热犯肺证加耳尖、耳背静脉、咽喉、扁桃体；风燥伤肺证加风溪、三焦；痰湿蕴肺证加脾、三焦；肝火犯肺证加肝；肺阴亏耗证加膈、内分泌。

2. 方法

（1）毫针法：每次选3～5个穴位，用75%乙醇消毒耳郭相应部

NOTE

位，在选好穴位处捻入或插入进针，平补平泻，每隔 10～15 分钟行针一次，留针 20～30 分钟，每日或隔日一次，5～7 天为 1 个疗程。出针时迅速将毫针拔出，用消毒干棉球轻压针孔片刻，以防出血。

（2）埋针法：常规消毒，把揿针或皮内针刺入上述耳穴，胶布固定。每次针刺一侧耳穴，隔 2～4 天换针另一侧耳穴，10 次为 1 个疗程。埋针期间不可将埋针处弄湿以防感染，若洗头洗澡应先将揿针或皮内针取出后再洗。疗程间休息 7 天。

（3）压籽法：每次取一侧耳穴，两耳交替使用。耳郭常规消毒后，用中药王不留行籽贴压在所选穴位上，边贴边按压，贴紧固定，并嘱患者每日按压耳穴 3～5 次，以加强刺激。隔日换贴 1 次，5 次为 1 个疗程。如对胶布过敏，及时取下，以免造成耳部水肿。

（4）刺血法：每次取一侧耳穴，左右耳交替进行，按摩耳郭使其充血后，以 75% 乙醇做常规消毒，再用注射针头点刺耳尖、耳背静脉及气管、肺，每隔 3 天治疗 1 次，每个穴位出血量为 10～20 滴。

【熏蒸】

1. 方法一

中药配方：艾叶 30～50g。

操作：放入约 1500mL 的沸水中煎 15 分钟，捞出艾叶，将煎出的药液倒入盆中，趁热将双脚置于盆沿上进行熏蒸。为避免药气快速蒸发掉，可给双脚蒙上一块稍大于脚盆的浴巾。每晚进行 1 次（以临睡前为佳），每次 20～30 分钟。

2. 方法二

中药配方：鱼腥草 50g，杏仁 25g。

操作：将上药加水适量，煎煮 20 分钟，去渣取汁，与 2000mL 开水同入泡脚盆中，先熏蒸双足，后温洗双足。每天熏泡 1 次，每次 30 分钟。

第三节 哮 喘

一、概述

哮喘主要包括哮病和喘证，哮病是一种发作性的痰鸣气喘疾患。发时喉中有哮鸣声，呼吸气促困难，甚则喘息不能平卧。

喘证是因外感六淫、内伤诸因导致肺气升降失常，以呼吸困难，甚至张口抬肩、鼻翼扇动、不能平卧为主要表现的病证。喘证的临床症状轻重不一，轻者仅表现为呼吸不畅、憋气、呼吸困难；重者稍动则喘息不已、不能平卧，甚则张口抬肩、鼻翼扇动；严重者喘促持续不解、烦躁不安、面青唇紫、肢冷、汗出如珠、脉浮大无根，甚发为喘脱。

二、病因病机

1. 哮病病因病机

（1）病因：宿痰内伏于肺致哮病的发生，每因外感、饮食、情志、劳倦等诱因而引触，以致痰阻气道，肺失肃降，肺气上逆，痰气搏击而发出痰鸣气喘声。

（2）病机：本病的病位主要在肺，与脾肾关系密切。肺虚不能主气，气不化津，则痰浊内蕴，肃降无权，加之卫外不固，更易受外邪的侵袭而诱发。脾虚不能化水谷精微，上输养肺，反而积湿生痰，上贮于肺，影响肺气的升降。肾虚精微匮乏，纳摄失常，则阳虚水泛为痰，或

NOTE

阴虚烁津生痰，上干于肺，而致肺气出纳失司。

2. 喘证病因病机

（1）病因：喘证的病因较多，但概括而言，不外外感和内伤两方面，外感为感受六淫之邪，侵袭肺系；内伤为饮食不当、情志失调、劳欲久病等导致肺失宣降，肺气上逆或气无所主，肾失摄纳而致喘证。

（2）病机：喘证病变部位主要在肺和肾，与肝、脾、心有关。因肺为气之主，司呼吸，外合皮毛，内为五脏之华盖，若外邪袭肺，或他脏病气上犯，皆可使肺气壅塞，肺失宣降，呼吸不利而致喘促，或使肺气虚衰，气失所主而喘促。肾为气之根，与肺同司气之出纳，故肾元不固，摄纳失常则气不归元，阴阳不相接续，亦可气逆于肺而为喘。若脾虚痰浊饮邪上扰，或肝气逆乘亦能致喘，则为肝脾之病影响于肺。心气喘满，则发生于喘脱之时。

三、类证鉴别

哮病与喘证的鉴别

二者都有呼吸急促的表现，哮必兼喘，而喘未必兼哮。哮以发作时喉中哮鸣有声为主要临床特征，喘以气喘促急迫为主要表现。哮为反复发作的独立性疾病，喘证并发于急慢性疾病过程中。"哮以声响言，喘以气息言"，两者以此为辨别要点。实喘中的痰喘，也可能出现气息喘促、哮鸣有声，有类似哮病，但不若哮病有反复发作的特点，不难鉴别。

四、适宜技术

【针刺】

1. 治法

止哮平喘。

2. 取穴

以肺的背俞穴、募穴及肺经原穴为主。

主穴：肺俞、中府、太渊、定喘、膻中。

配穴：实证配尺泽、鱼际；虚证配膏肓、肾俞。喘证配天突、孔最；痰多配中脘、丰隆。

3. 操作

毫针常规刺，可加灸。发作期每日治疗 1～2 次，缓解期每日或隔日治疗 1 次。

4. 方义

本病病位在肺，肺俞、中府乃肺之俞、募穴，俞募相配，调理肺脏、止哮平喘，虚实之证皆可用之；太渊为肺之原穴，与肺俞、中府相伍，可加强肃肺止哮平喘之功；定喘是止哮平喘的经验效穴；膻中为气会，可宽胸理气，止哮平喘。

［按语］

1. 哮喘可见于多种疾病，发作缓解后，应积极治疗原发病。

2. 针刺对缓解哮喘发作有一定疗效，对于发作严重或哮喘持续状态，经针灸治疗不能及时缓解者，应立即配合药物，采取综合治疗措施。

【艾灸】

1. 取穴

定喘、肺俞、中府、天突、膻中。

2. 方法

定喘、肺俞采用隔姜灸；中府、天突、膻中采用回旋灸。每天 1～2 次，每穴 5～10 分钟。

NOTE

[按语]

1.哮喘有其原发病，在缓解期应积极治疗原发病，灸法宜用于缓解期。

2.严重的哮喘持续发作期应采取综合治疗先稳定病情。

3.过敏性哮喘应在平时注意避免与过敏原的接触。

4.艾灸疗法多结合针刺进行，有利于哮喘的标本兼治，可结合汤药日常调理。

【推拿】

本病采用以擦法为主推拿。

1.头面及项部操作

（1）患者取仰卧位，用分推法从前额至下颌两侧操作，往返3～5遍。推双侧桥弓穴，自上而下3～5分钟。

（2）继上势，在颞侧胆经循行区域，由上至下用抹法操作2分钟。

（3）接上势，五指拿法从头顶部至枕部，重复2～4分钟。拿风池、肩井穴。

2.躯干部操作

（1）患者取仰卧位，指按天突、膻中，每穴约1分钟，横擦前胸部，从上到下往返2～3遍。

（2）患者取俯卧位，从肩背开始到腰骶部，施以横擦，往返2～3遍，按揉大椎、定喘、肺俞，每穴约1分钟。

（3）患者取坐位，斜擦两胁，约半分钟。以一指禅推法或按揉法在定喘、大椎、肺俞、脾俞、肾俞等穴操作，以酸胀"得气"为度。

3.四肢部操作

直擦上肢内侧，拿上肢（自肩部至腕部），按揉足三里、丰隆，每穴约1分钟，拿双下肢。

以上治疗每次约25分钟，每天治疗1次，5次为1个疗程。

NOTE

[按语]

1.预防感冒，戒除烟酒，以消除诱因；防寒保暖，开窗通风，净化环境，远离过敏原，以减少发作。

2.推拿治疗，对轻、中型哮喘疗效较好，重型哮喘合并感染，应综合治疗，以防止病情恶化。

3.饮食宜清淡，富含营养，忌酸、辣、油腻等刺激性食品。

【拔罐】

对于实证哮喘，穴位选择丰隆、膻中、尺泽、鱼际。风寒加合谷、风门；风热加大椎、曲池。对于虚证哮喘，穴位选择定喘、肺俞、脾俞、肾俞。肺气虚加气海；肾气虚加关元。治疗时选 4 ～ 6 个穴位，用闪火法拔罐，留罐 10 ～ 15 分钟。每日或隔日 1 次，10 次为 1 个疗程。

【刮痧】

（一）发作期

1.治法

祛痰利气，止哮平喘。取督脉、任脉、足太阳经、手太阴经为主，以泻刮为主。

2.处方与操作

泻刮督脉大椎穴至至阳穴的循行线、足太阳膀胱经第 1 侧线大杼穴至膈俞穴的循行线，均要求出痧；采用角揉或点法、按法揉动或点按定喘、肺俞穴；泻刮任脉天突穴至膻中穴的循行线，要求出痧；角揉膻中穴；泻刮胸部两侧，注意避开乳头，以皮肤微红为度；泻刮手太阴肺经尺泽穴至太渊穴的循行线，以皮肤微红为度；角揉丰隆穴。

寒哮者，加角揉风门穴，采用按法按压列缺穴；热哮者，加角揉大椎、尺泽、曲池穴。

NOTE

（二）缓解期

1. 治法

补益肺肾，纳气平喘。取督脉、任脉、足太阳经、手太阴经、足太阴经、足少阴经为主，以补刮为主。

2. 处方与操作

补刮督脉大椎穴至腰阳关穴的循行线、足太阳膀胱经第1侧线大杼穴至大肠俞穴的循行线、任脉天突穴至膻中穴的循行线，不必强求出痧；角揉膻中穴；补刮胸部两侧，注意避开乳头，以皮肤微红为度；补刮手太阴肺经尺泽穴至太渊穴的循行线、足太阴脾经阴陵泉穴至三阴交穴的循行线和足少阴肾经阴谷穴至太溪穴的循行线，均以皮肤微红为度。

肺气虚者，加角揉肺俞、膏肓穴；脾气虚者，加角揉脾俞、足三里穴；肾气虚者，加角揉肾俞、志室穴。

[按语]

1. 刮痧治疗哮喘有较好的疗效，特别在发作期可快速有效地缓解症状，缓解期也有较好的调理脏腑作用，可预防、减少、减轻哮喘发作。

2. 哮喘病发作时，尚应密切观察喘息、咳嗽、咯痰等病情变化，哮鸣咳嗽痰多、痰声辘辘黏稠难咯者，用拍背、雾化吸入等法，助痰排出。对喘息哮鸣，心中悸动者，应限制活动，防止喘脱。对于发作严重或哮喘持续不解者，应配合药物治疗。

3. 患者平时应注意防寒保暖，避免接触刺激性气体及易致过敏的灰尘、花粉、食物、药物和其他导致哮喘发作的可疑异物。

4. 宜戒除烟酒，饮食宜清淡而富营养，忌生冷、肥甘、辛辣、海腥发物等，以免伤脾生痰。防止过度疲劳和情志刺激。

5. 鼓励患者根据个人身体情况，选择太极拳、内养功、八段锦、散步或慢跑、呼吸体操等方法长期锻炼，增强体质，预防感冒。

NOTE

6. 刮痧后饮用 300 ～ 400mL 温开水。

7. 哮喘发作时刮痧治疗症状缓解后，隔 2 ～ 3 日再刮拭 1 次，以利病情平稳。哮喘缓解期的治疗应尽量安排在夏季阴历三伏天或冬季阴历立冬至大寒节气期间进行刮痧调理，间隔 6 ～ 7 日刮痧 1 次，连续 4 次为 1 个疗程，休息 1 周后再开始第 2 个疗程，应坚持治疗 1 ～ 3 个疗程。以后每年如此，连续治疗 3 年。

【敷贴】

1. 方法一

药物组成：炒白芥子 20g，甘遂 15g，细辛 15g。

操作：共为细末，姜汁调糊，制饼如蚕豆大。敷于肺俞、膏肓、肾俞、膻中、定喘穴，胶布固定。1 小时左右去掉，以局部红晕微痛为度。

2. 方法二

定喘、肺俞采用"三伏贴"和"三九贴"。具体方法见感冒。

【耳针】

1. 取穴

主穴：肺、肾、脾、肾上腺、对屏尖、交感、气管。

配穴：外源性哮喘加配肝、神门、风溪；内源性哮喘加配枕、内分泌、大肠。

2. 方法

（1）毫针法：耳针为发作期的常用方法，每次主穴必用，配穴根据症状选配，外源性加风溪、肝、神门；内源性加大肠、枕、内分泌。用 75% 乙醇消毒耳郭相应部位，每次针一侧耳穴，两耳交替。症状重时，每天针 1 ～ 2 次，随症状减轻可隔 1 ～ 2 日针 1 次，10 次为 1 个疗程。症状缓解后，仍需治疗 2 ～ 3 次，以巩固疗效。

（2）压籽法：症状缓解后，可用耳穴压籽法，每次取一侧耳穴，两耳交替使用。耳郭常规消毒后，按操作常规，用中药王不留行籽贴压

NOTE

在所选穴位上，边贴边按压，贴紧固定，并嘱患者每日按压耳穴 3 ～ 5 次，以加强刺激。隔日换贴 1 次，5 次为 1 个疗程。如对胶布过敏，及时取下，以免造成耳部水肿。本病在无症状期，可用压籽法进行预防性治疗。取穴以肾、肺、脾为主，以增强机体抗病能力而起预防作用。

（3）埋针法：常规消毒，把撳针或皮内针刺入上述耳穴，胶布固定。每次针刺一侧耳穴，隔 2 ～ 4 天换针另一侧耳穴，10 次为 1 个疗程。埋针期间不可将埋针处弄湿以防感染，若洗头洗澡应先将撳针或皮内针取出后再洗。每个疗程之间休息 7 天。

【熏蒸】

1. 方法一

中药配方：燥痰选贝母瓜蒌散加减，酌加百合、皂荚等。热痰选清金化痰汤加减，酌加红花、丹参。

操作：将汤药水煎熏蒸，煎沸后患者将蒸汽用力吸入肺部，使痰稠变稀。吸入前应做排痰运动法，吸入 30 分钟后应拍背 15 分钟从下到上，从外到内地拍背，变换体位。

2. 方法二

中药配方：鱼腥草 60g，紫苏子 30g，五味子 20g，地龙 30g，沉香 10g（后下），鸡蛋 2 个。

操作：上药同蛋共煮 30 分钟，去渣，将煎出的药液倒入盆中，趁热将双脚置于盆沿上进行熏蒸。待温以药液浸洗双足，每晚 1 次，10 次为 1 个疗程。

3. 方法三

中药配方：麻黄、半夏各 20g，桂枝、细辛、甘草各 6g，白芍 24g，五味子 15g，生姜 4 片。

操作：将上药加水浓煎，取汁 500mL，将煎出的药液倒入盆中，趁热进行熏蒸。待药汁温后擦洗后背，每次 15 分钟，每日 3 次。

NOTE

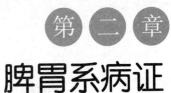

脾胃系病证

第一节　呕　吐

一、概述

呕吐是指胃失和降，气逆于上，迫使胃中之物从口中吐出的一种病证。一般以有物有声谓之呕，有物无声谓之吐，无物有声谓之干呕，临床呕与吐常同时发生，故合称为呕吐。

二、病因病机

1. 病因

实证呕吐病因多由饮食所伤、外感时邪、情志失调所致。虚证呕吐病因多由先天禀赋薄弱，脾胃素虚，或病后损伤脾胃，中阳不振或胃阴不足所致。

2. 病机

呕吐的发病机理总为胃失和降，胃气上逆。病变脏腑主要在胃，还与肝、脾有密切的关系。其病理表现不外虚实两类。实证因外邪、食滞、痰饮、肝气等邪气犯胃，以致胃气痞塞，升降失调，气逆作呕；虚证为脾胃气阴亏虚，运化失常，不能和降。其中又有阳虚、阴虚之别。一般初病多实，若呕吐日久，损伤脾胃，脾胃虚弱，可由实转虚。亦有脾胃素虚，复因饮食所伤，而出现虚实夹杂之证。

三、类证鉴别

与呃逆的鉴别

呕吐、呃逆两者，都是胃部的病变，但呕吐是以有声有物为特征；而呃逆古名为"哕"，是以喉间呃呃连声，声短而频，令人不能自制为特征。在病位上，呕吐在胃，呃逆在喉。在病机上，两者都有胃气上逆，而呃逆还有膈间不利的因素存在。故临床特征各异，是不难分辨的。

四、辨证分型

（一）实证

1. 外邪犯胃证

突然呕吐，胸脘满闷，发热恶寒，头身疼痛，舌苔白腻，脉濡缓。

2. 食滞内停证

呕吐酸腐，脘腹胀满，嗳气厌食，大便或溏或结，舌苔厚腻，脉滑实。

3. 痰饮内阻证

呕吐清水痰涎，脘闷不食，头眩心悸，舌苔白腻，脉滑。

4. 肝气犯胃证

呕吐吞酸，嗳气频繁，胸胁胀痛，舌淡红，苔薄，脉弦。

（二）虚证

1. 脾胃气虚证

恶心呕吐，食欲不振，食入难化，脘部痞闷，大便不畅，舌淡胖，苔薄，脉细。

2. 胃阴不足证

呕吐反复发作，或时作干呕，似饥而不欲食，口燥咽干，舌红少津，脉细数。

NOTE

3. 脾胃阳虚证

饮食稍多即吐，时作时止，面色白，倦怠乏力，喜暖恶寒，四肢不温，大便溏薄，舌质淡，脉濡弱。

五、适宜技术

【针刺】

1. 治法

和胃止痛。

2. 取穴

以胃的募穴、下合穴为主。

主穴：中脘、足三里、内关。

配穴：①实证：外邪犯胃配外关、合谷；食滞内停配下脘、梁门；肝气犯胃配太冲、期门；痰饮内阻配丰隆、公孙；②虚证：脾胃气虚配气海、关元；胃阴不足配太溪、三阴交；脾胃阳虚配脾俞、胃俞。

3. 操作

毫针常规刺。虚证可加灸。

4. 方义

本病病位在胃，中脘乃胃之募、腑之会，穴居胃脘部，可理气和胃止呕；足三里为胃的下合穴，"合治内腑"，可梳理胃肠气机，与中脘远近相配，通降胃气；内关为手厥阴经络穴，又为八脉交会穴，通于阴维脉，可宽胸理气、和胃降逆，为止呕要穴。三穴合用，共奏和胃降逆止呕之功。

[按语]

1. 针灸治疗呕吐效果良好。

2. 对于上消化道严重梗阻、癌肿引起的呕吐以及脑源性呕吐等，应重视原发病的治疗，针刺只做对症处理。

NOTE

3. 平时宜注意饮食调理，忌暴饮暴食，忌食不洁、肥甘、生冷辛辣食物，以免戕害胃气。

【艾灸】

1. 取穴

中脘、足三里、内关、脾俞、胃俞。

2. 方法

中脘采用温灸盒灸，足三里、内关采取温和灸，脾俞、胃俞选用隔姜灸。每天 1 ～ 2 次，每穴 5 ～ 10 分钟。

[按语]

1. 艾灸疗法对于寒邪、食滞、痰饮，脾胃虚弱等引起的呕吐，疗效良好。

2. 由上消化道梗阻、肿瘤、脑损伤等引起的呕吐应该注重原发病的综合治疗，艾灸只做对症处理。

3. 艾灸疗法期间要同时注意饮食调护，不可暴饮暴食，不食生冷、肥甘、辛辣、不洁等刺激性食物。

【推拿】

本病采用以腹部为主推拿。

1. 腹部操作

（1）屈膝仰卧位，用一指禅推法，沿腹部任脉由上至下往返 5 分钟，重点在中脘穴，3 ～ 5 分钟。

（2）用掌摩法在上腹部以中脘穴为中心，掌摩 3 分钟，中腹部以神阙穴为中心做顺时针方向摩腹，点按中脘、天枢、神阙、下脘、建里等穴，每穴 1 ～ 2 分钟。

2. 背部操作

患者取俯卧位，术者以一指禅推背部膀胱经 6 ～ 10 遍，拇指按揉脾俞、胃俞、膈俞等穴 3 ～ 5 分钟。

3. 四肢操作

点按内关、足三里、下巨虚等 1 ～ 3 分钟。

以上治疗每次约 25 分钟，每天治疗 1 次，5 次为 1 个疗程。

> [按语]
>
> 1. 呕吐严重者可使患者，尤其是儿童呈呼吸暂停的窒息状态，如护理不当，呕吐物吸入，尚可继发吸入性肺炎等呼吸道病变，反复呕吐又可导致脱水、酸中毒等，此时应配合中西医疗法进行综合治疗。
>
> 2. 呕吐如果是由于先天性消化道畸形或肠套叠、先天性巨结肠等器质性病变引起者，不属推拿治疗范围，应注意鉴别。
>
> 3. 饮食节制，少食多餐，忌食生冷及肥甘厚味。

【拔罐】

选穴基本方：足三里、胃俞、中脘；脾胃气虚：加脾俞；肝气犯胃：加肝俞、膈俞；食滞内停：加下脘、天枢。常规留罐法。每日 1 次，3 日为 1 个疗程。

【刮痧】

（一）实证

1. 治法

祛邪和胃，降逆止呕。取督脉、足太阳膀胱经及任脉，以泻法为主。

2. 处方与操作

泻刮督脉至阳穴至脊中穴的循行线、足太阳膀胱经第 1 侧线膈俞穴至胃俞穴的循行线，均要求出痧；采用叩击法对出痧之处进行叩击；泻刮任脉天突穴至中脘穴的循行线，以皮肤微红为度；角揉内关、曲泽；角推或泻刮足阳明胃经足三里穴至下巨虚穴的循行线，以皮肤微红为度。

外邪犯胃者，加角揉外关、大椎穴；食滞内停者，加角揉梁门、天枢穴；肝气犯胃者，泻刮从前正中线沿第 6 肋间经期门穴至腋前线，皮肤微红为度，角揉太冲穴；痰饮内阻者，加角揉丰隆、阴陵泉穴。

（二）虚证

1. 治法

健脾和胃，降逆止呕。取足太阳经、任脉、足少阴经、足阳明经，以补法为主。

2. 处方与操作

补刮足太阳膀胱经第 1 侧线膈俞穴至胃俞穴的循行线，不必强求出痧；补刮任脉鸠尾穴至下脘穴的循行线，以皮肤微红为度；角揉内关穴；补刮足阳明胃经足三里穴至下巨虚穴的循行线，以皮肤微红为度；补刮足太阴脾经阴陵泉穴至三阴交穴的循行线，以皮肤微红为度；角揉足三里、公孙。

脾胃阳虚者，加角揉脾俞、关元穴；胃阴不足者，加角揉胃俞、三阴交穴。

［按语］

1. 刮痧治疗呕吐有较好的疗效，尤其即时止呕效应突出。

2. 刮痧吐止后可饮用适量温糖盐开水，或饮用适量温热姜糖水。

3. 呕吐实证在刮痧治疗症状缓解后，可再行刮痧 1 次，以巩固疗效；呕吐虚证应间隔 3～6 日刮痧 1 次，连续 4 次为 1 个疗程，休息 2 周后再开始第 2 个疗程，应坚持治疗 2～3 个疗程。

【敷贴】

1. 热性呕吐

白矾适量研细末，加面粉，用醋或开水调成膏状，敷贴于涌泉穴。

NOTE

2. 寒性呕吐

吴茱萸 30g（炒），加生姜、香葱各适量，共捣成饼，蒸热敷贴在神阙穴。

【耳针】

1. 取穴

主穴：胃、神门、交感、皮质下、耳中。

配穴：①实证：外邪犯胃证加额、枕；食滞内停证加脾、胰胆；痰饮内阻证加脾、三焦；肝气犯胃证加肝。②虚证：脾胃气虚证加脾、肾上腺；胃阴不足证加膈；脾胃阳虚证加肾上腺。

2. 方法

（1）毫针法：耳穴常规消毒后，首先在胃穴找到敏感点，从胃穴进针透刺耳中穴，或在耳中穴找到敏感点，从耳中穴进针透刺胃穴。然后再针神门、皮质下、交感。最后随证选 1 ~ 2 个配穴。虚证呕吐用补法，实证呕吐用泻法。也可用耳电针，虚证用断续波，留针 10 ~ 15 分钟；实证用连续波，留针 30 ~ 60 分钟，每日或隔日治疗 1 次，10 次为 1 个疗程。

（2）压籽法：除取主穴外，一般再随证选用 1 ~ 2 个配穴。虚证用补法，实证用泻法。每次取一侧耳穴，两耳交替使用。耳郭常规消毒后，按操作常规，用中药王不留行籽贴压在所选穴位上，边贴边按压，贴紧固定，并嘱患者除每日按常规自行按压耳穴 3 ~ 5 次外，凡有恶心呕吐症状者，则随时按压耳穴止呕，每隔 2 ~ 3 日换贴压另一侧耳穴。10 次为 1 个疗程。如对胶布过敏，及时取下，以免造成耳部水肿。

（3）埋针法：常规消毒，把撳针或皮内针刺入上述耳穴，胶布固定。每次针刺一侧耳穴，隔 2 ~ 4 天换针另一侧耳穴，10 次为 1 个疗程。埋针期间不可将埋针处弄湿以防感染，若洗头洗澡应先将撳针或皮内针取出后再洗。疗程间休息 7 天。

NOTE

第二节　呃　逆

一、概述

呃逆是指胃气上逆动膈，以气逆上冲，喉间呃呃连声，声短而频，难以自制为主要表现的病证。

二、病因病机

呃逆的发生主要因饮食不节导致胃中寒冷或实热蕴中，或情志失和、肝气犯胃，或脏腑亏虚，致使胃失和降。

呃逆的病位在膈，病变的关键脏腑在胃，还与肝、脾、肺、肾诸脏腑有关。基本病机为胃失和降，膈间气机不利，胃气上逆动膈，故发呃逆。其病理性质有虚实之分，实证多为寒凝、火郁、气滞、痰阻，胃失和降；虚证由脾肾阳虚或胃阴耗损等正虚气逆所致。但亦有虚实夹杂并见者。

三、类证鉴别

1. 干呕

呃逆与干呕在病机上均属胃气上逆，但症状其实不同：干呕病位在胃，但闻呕声，不见呕物；呃逆病位在胃动膈，气逆上冲，喉间呃呃连

NOTE

声，声短而频，不能自制。

2. 嗳气

呃逆与嗳气在病机上也同属胃气上逆，并且两者通常都属不能自制之证，但嗳气是指胃中气体上逆，经口而出，可闻及酸腐气味，或一二声或数声；呃逆声长而不频，连续性差；由于胃中内郁之气因嗳而伸，往往嗳气之后可得松快之感，而呃逆绝无快感。

四、辨证分型

（一）实证

1. 胃寒积滞证

呃声沉缓有力，胸膈及胃脘不舒，得热则减，遇寒更甚，进食减少，喜食热饮，口淡不渴，舌苔白润，脉迟缓。

2. 胃火上逆证

呃声洪亮有力，冲逆而出，口臭烦渴，多喜冷饮，脘腹满闷，大便秘结，小便短赤，苔黄燥，脉滑数。

3. 肝郁气滞证

呃逆连声，常因情志不畅而诱发或加重，胸胁满闷，脘腹胀满，嗳气纳减，肠鸣矢气，苔薄白，脉弦。

（二）虚证

1. 脾胃阳虚证

呃声低长无力，气不得续，泛吐清水，脘腹不舒，喜温喜按，面色㿠白，手足不温，食少乏力，大便溏薄，舌质淡，苔薄白，脉细弱。

2. 胃阴不足证

呃声短促而不得续，口干咽燥，烦躁不安，不思饮食，或食后饱胀，大便干结，舌质红，苔少而干，脉细数。

五、适宜技术

【针刺】

1. 治法

理气和胃，降逆止呃。

2. 取穴

以胃的募穴、下合穴为主。

主穴：中脘、足三里、内关、膻中、膈俞。

配穴：①实证：胃寒积滞配胃俞、建里；胃火上逆配内庭、天枢；肝郁气滞配期门、太冲；②虚证：脾胃阳虚或胃阴不足配脾俞、胃俞。

3. 操作

毫针常规刺。胃火上逆、气机郁滞只针不灸，泻法；胃寒积滞、脾胃阳虚可加灸。

4. 方义

本病的基本病机为胃气上逆动膈，中脘为胃之募、腑之会，穴居胃脘部，足三里为胃的下合穴，二穴相配可和胃降逆，不论胃腑寒热虚实所致胃气上逆动膈者均可用之；内关穴通阴维脉，且为手厥阴心包经的络穴，可宽胸利膈，畅通三焦气机；膻中穴位置近膈，又为气会，可理气降逆；本病病位在膈，故不论何种呃逆，均可用膈俞利膈止呃。

[按语]

1. 针灸对呃逆有很好的疗效。但对于反复发作的慢性、顽固性呃逆，应积极查明并治疗原发病。

2. 如呃逆见于危重病后期，可能是胃气衰败、病情转重之象，应加以注意。

NOTE

【艾灸】

1. 取穴

膻中、中脘、内关、足三里、膈俞。

2. 方法

膻中、中脘采用隔姜灸，内关、足三里采用温和灸，膈俞选取温灸盒灸，每天 1～2 次，每穴 5～10 分钟。

[按语]

1. 艾灸疗法对胃寒积滞、气机郁滞、脾胃阳虚型呃逆有效，若由胃火上逆、胃阴不足引起的呃逆建议采用针刺或其他疗法。

2. 慢性、顽固性呃逆应积极治疗原发病，危重病后期的呃逆为胃气衰败征象，应注意固护胃气。

【推拿】

本病采用以胸腹部为主推拿。

1. 胸腹部操作

（1）患者取仰卧位。术者坐于右侧，按、揉缺盆穴，以酸胀为度，每侧 1 分钟，然后按、揉膻中 1 分钟。

（2）体位同上，用摩法治疗腹部，摩法操作及在腹部移动方向均为顺时针方向，以中脘穴为重点，时间 6～8 分钟。

2. 背部操作

（1）患者取俯卧位。术者坐于右侧，用一指禅推法，自上而下在背部膀胱经治疗 3～4 遍，重点在膈俞，脾俞，胃俞。时间约 5 分钟。

（2）继上势按、揉膈俞、胃俞，以酸胀为度。

（3）搓背部及两胁，使之有温热感。

3. 四肢操作

点按外关、合谷、足三里等穴 1～3 分钟。

以上治疗每次约 25 分钟，每天治疗 1 次，5 次为 1 个疗程。

［按语］

1.进食不当的轻症，可以不治自愈，若不能自制者，可尝试简易止呃法。

2.反复发作者，需辨证治疗，必要时可以配合针灸。

3.若见危重疾病伴有呃逆，需以治疗原发病为主。

【拔罐】

选穴：膻中、中脘、关元、膈俞、肝俞、胃俞、足三里。留罐10分钟，每日1次，5次为1个疗程。对于胃寒积滞和脾胃阳虚证，可先用艾条灸，再拔罐。

【刮痧】

（一）实证

1.治法

祛邪和胃，降逆平呃。取足太阳膀胱经、任脉及手厥阴心包经，以泻法为主。

2.处方与操作

泻刮督脉身柱穴至至阳穴的循行线、足太阳膀胱经第1侧线大杼穴至三焦俞穴的循行线，均要求出痧；角揉膈俞；泻刮任脉天突穴至中脘穴的循行线，手法宜轻，以皮肤微红为度；角揉膻中；泻刮手厥阴心包经曲泽穴至内关穴的循行线，以皮肤微红为度；角揉内关；泻刮足阳明胃经足三里穴至下巨虚穴的循行线，以皮肤微红为度。

胃寒积滞者，加角揉胃俞、中脘穴；胃火上逆者，加角揉梁门、天枢、内庭等穴；肝郁气滞者，加泻刮从前正中线沿第6肋间经期门穴至腋前线，以皮肤微红为度角揉太冲穴。

（二）虚证

1.治法

健脾益胃，降逆止呃。取足太阳膀胱经、任脉及足阳明胃经，以补

NOTE

法为主。

2. 处方与操作

补刮足太阳膀胱经第 1 侧线大杼穴至三焦俞穴的循行线，手法宜轻，不必强求出痧；补刮任脉天突穴至中脘穴的循行线，手法宜轻，以皮肤微红为度；角揉内关穴；角推或补刮足三里穴至下巨虚穴的循行线，以皮肤微红为度。

脾胃阳虚者，加补刮足太阴脾经阴陵泉穴至三阴交穴的循行线，角揉关元穴；胃阴不足者，加补刮足少阴肾经阴谷穴至太溪穴的循行线。

［按语］

1. 呃逆临床轻重差别极为明显，偶然发作，病势轻浅，常可自行消失，若持续不断，则应辨治。刮痧治疗呃逆有较好的疗效，实证者效果更为明显。但在其他急慢性疾病过程中，如胃癌晚期、肝硬化晚期、尿毒症引起的呃逆，每为疾病转向危重之象；若年迈正虚，或大病后期，呃逆时断时续，呃声微浅，气不得续，饮食难进，脉细沉弱，则属元气衰败、胃气将绝之危重证候，愈后欠佳，不属刮痧治疗范围。

2. 刮痧后饮用 300～400mL 温开水。

3. 呃逆实证在刮痧治疗症状缓解后，可隔日再行刮痧 1 次，以巩固疗效；呃逆虚证应间隔 3～6 日刮痧 1 次，连续 4 次为 1 个疗程，休息 2 周后再开始第 2 个疗程，应坚持治疗 2～3 个疗程。

【敷贴】

麝香粉 0.5g 放入神阙穴内，伤湿止痛膏固定，多用于实证呃逆。吴茱萸 10g，研末醋调成膏，贴于涌泉，胶布固定，多用于虚证呃逆。

【耳针】

1. 取穴

耳中、胃、神门、皮质下、交感。

2.方法

（1）毫针法：用75%乙醇消毒耳郭相应部位，每次选3～5个穴位，各穴均浅刺捻入，用强刺激，留针1小时，留针期间，间歇捻针。每日1～2次，至痊愈为止。每次选一侧耳穴，两耳交替进行。出针时迅速将毫针拔出，用消毒干棉球轻压针孔片刻，以防出血。

（2）埋针法：常规消毒，把揿针或皮内针刺入上述耳穴，胶布固定。每次针刺一侧耳穴，隔2～4天换针另一侧耳穴，10次为1个疗程。埋针期间不可将埋针处弄湿以防感染，若洗头洗澡应先将揿针或皮内针取出后再洗。疗程间休息7天。

（3）压籽法：每次取一侧耳穴，两耳交替使用。耳郭常规消毒后，按操作常规，用中药王不留行籽贴压在所选穴位上，边贴边按压，贴紧固定，并嘱患者每日按压耳穴3～5次，以加强刺激。隔日换贴1次，5次为1个疗程。如对胶布过敏，及时取下，以免造成耳部水肿。

第三节　胃　痛

一、概述

胃痛，又称胃脘痛，是指以上腹胃脘部近心窝处疼痛为主症的病证。

二、病因病机

1. 病因

外邪犯胃，饮食伤胃，情志不畅，脾胃素虚。

2. 病机

本病基本病机是胃气阻滞，胃失和降，不通则痛。胃痛的病变部位在胃，但与肝、脾的关系极为密切。肝与胃是木土乘克的关系。若忧思恼怒，气郁伤肝，肝气横逆，势必克脾犯胃，致气机阻滞，胃失和降而为痛；肝气久郁，既可出现化火伤阴，又能导致瘀血内结，病情至此，则胃痛加重，每每缠绵难愈。脾与胃同居中焦，一脏一腑，互为表里，共主升降，故脾病多涉于胃，胃病亦可及于脾。若禀赋不足，后天失调，或饥饱失常，劳倦过度，以及久病正虚不复等，均能引起脾气虚弱，运化失职，气机阻滞而为胃痛。脾阳不足，则寒自内生，胃失温养，致虚寒胃痛；如脾润不及，或胃燥太过，胃失濡养，致阴虚胃痛。阳虚无力，血行不畅，涩而成瘀，可致血瘀胃痛。胃为阳土，喜润恶燥，主受纳、腐熟水谷，其气以和降为顺，不宜郁滞。上述病因如寒邪、饮食伤胃等皆可引起胃气郁滞，胃失和降而发生胃痛，正所谓"不通则痛"。病理因素主要有气滞、寒凝、热郁、湿阻、血瘀。病理变化比较复杂，胃痛日久不愈，脾胃受损，可由实证转为虚证。若因寒而痛者，寒邪伤阳，脾阳不足，可成脾胃虚寒证；若因热而痛，邪热伤阴，胃阴不足，则致阴虚胃痛。虚证胃痛又易受邪，如脾胃虚寒者易受寒邪，脾胃气虚又可致饮食停滞，出现虚实夹杂证。

三、类证鉴别

与真心痛的鉴别

真心痛是心经病变所引起的心痛证，多见于老年人，为当胸而痛，其多绞痛、闷痛，动辄加重，痛引肩背，常伴心悸气短、汗出肢冷，病情危急。而胃痛多表现为胀痛、刺痛、隐痛，有反复发作史，一般无放射痛，伴有嗳气、泛酸、嘈杂等脾胃证候。

四、辨证分型

（一）实证

1.寒邪客胃证

胃痛暴作，恶寒喜暖，得温痛减，遇寒加重，口淡不渴，或喜热饮，舌淡苔薄白，脉弦紧。

2.饮食伤胃证

胃脘疼痛，胀满拒按，嗳腐吞酸，或呕吐不消化食物，其味腐臭，吐后痛减，不思饮食，大便不爽，得矢气及便后稍舒，舌苔厚腻，脉滑。

3.肝气犯胃证

胃脘胀痛，痛连两胁，遇烦恼则痛作或痛甚，嗳气、矢气则痛舒，胸闷嗳气，喜长叹息，大便不畅，舌苔多薄白，脉弦。

NOTE

4. 湿热中阻证

胃脘疼痛，痛势急迫，脘闷灼热，口干口苦，口渴而不欲饮，纳呆恶心，小便色黄，大便不畅，舌红，苔黄腻，脉滑数。

5. 瘀血停胃证

胃脘疼痛，如针刺，似刀割，痛有定处，按之痛甚，痛时持久，食后加剧，入夜尤甚，或见吐血黑便，舌质紫黯或有瘀斑，脉涩。

（二）虚证

1. 胃阴亏耗证

胃脘隐隐灼痛，似饥而不欲食，口燥咽干，五心烦热，消瘦乏力，口渴思饮，大便干结，舌红少津，脉细数。

2. 脾胃虚寒证

胃痛隐隐，绵绵不休，喜温喜按，空腹痛甚，得食则缓，劳累或受凉后发作或加重，泛吐清水，神疲纳呆，四肢倦怠，手足不温，大便溏薄，舌淡苔白，脉虚弱或迟缓。

五、适宜技术

【针刺】

1. 治法

和胃止痛。

2. 取穴

以胃的募穴、下合穴为主。

主穴：中脘、足三里、内关、公孙。

配穴：①实证：寒邪客胃配梁丘、胃俞；饮食伤胃配下脘、梁门；肝气犯胃配太冲、期门；瘀血停胃配三阴交、膈俞；湿热中阻配阴陵泉、内庭。②虚证：脾胃虚寒配脾俞、关元；胃阴亏耗配胃俞、内庭。

3. 操作

毫针常规刺。寒邪客胃和脾胃虚寒者，可加用灸法。急性胃痛每日治疗 1～2 次，慢性胃痛每日或隔日治疗 1 次。

4. 方义

本病病位在胃，中脘为胃之募、腑之会，穴居胃脘部，故可健运中州，调理胃气；足三里为胃的下合穴，可通调胃气，两穴远近相配，可通调腑气，和胃止痛，凡胃脘疼痛，不论寒热虚实，均可使用；内关为手厥阴心包经的络穴，又为八脉交会穴，通于阴维脉，"阴维为病苦心痛"，可畅达三焦气机，理气降逆，和胃止痛；公孙为足太阴脾经的络穴，也为八脉交会穴，通于冲脉，"冲脉为病，逆气里急"，可调理脾胃，平逆止痛，与内关相配，专治心、胸、胃的病证。

[按语]

1. 针灸对胃痛效果较好，尤其对胃痉挛所致的胃痛有非常好的疗效。

2. 胃痛的临床表现有时可与肝脏疾患及胰腺炎相似，应注意鉴别。也要注意与心肌梗死相鉴别。另外，若胃痛见于溃疡病出血、穿孔等重症，应及时采取相应的急救措施。

3. 平时要注意饮食规律，忌食刺激食物；调畅情志。

【艾灸】

1. 取穴

中脘、胃俞、足三里、内关、公孙。

2. 方法

中脘、胃俞、足三里、内关可以选择温灸盒灸；公孙用温和灸。每穴 20～30 分钟，每周 2～3 次为宜。

NOTE

[按语]

1.艾灸疗法不适宜胃痛阴虚火旺证与胃热证。

2.艾灸疗法期间，宜多饮热开水，保持室内通风，少去公共场所。

【推拿】

本病采用以腹背部为主推拿。

1. 腹部操作

（1）患者取仰卧位，术者以一指禅推法作用于中脘、天枢、气海穴，每穴1～2分钟。

（2）术者以掌摩胃脘部5～6分钟，使热量渗透于胃脘部，食指或中指揉中脘、天枢、气海穴，每穴1～2分钟。

2. 背部操作

（1）患者取俯卧位，术者以一指禅推法作用于背部脊柱两旁膀胱经第1侧线，从肝俞到三焦俞，往返3遍；按揉肝俞、脾俞、三焦俞、胃俞等穴位，每穴1～2分钟。

（2）术者以拇指弹拨脾俞、胃俞等穴，力度以患者能耐受为度，每穴1～2分钟。

3. 肩臂部操作

（1）患者取坐位，术者从肩部至腕部搓揉患者肩臂部，由上至下，搓2～3遍。

（2）术者按揉患者的手三里、内关、外关、合谷穴，每穴1～2分钟。

（3）患者取坐位，术者以拿法作用于患者肩臂部，从肩井穴循肘自上而下操作2～3遍。

以上治疗每次15～20分钟，每天治疗1次，5次为1个疗程。

[按语]

1.对于胃痛患者实证治疗相对容易，虚证则容易反复发作，治疗时间相对较长，治疗难度也偏大。

2.胃痛持续不已者，应该注意在一定时间内进流质或者半流质的饮食，多摄入易消化、清淡的食物为宜，切忌食用辛辣刺激性的食物。

3.注意保持心情舒畅，劳逸结合，避免情绪受到刺激。

4.要注意保证每日的充足睡眠，避免熬夜工作学习，适当运动增强体质，提高免疫力。

【拔罐】

采用留罐法，每次选3～5个穴位，留罐5～15分钟。

1.实证

主穴为中脘、足三里、梁丘、阳陵泉。寒邪客胃加神阙、胃俞；饮食伤胃加天枢、梁门；肝气犯胃加期门、太冲；瘀血停胃加三阴交、膈俞。

2.虚证

主穴为脾俞、胃俞、中脘、足三里。脾胃虚寒加关元、脾俞；胃阴亏耗加胃俞、太溪。

【刮痧】

（一）实证

1.治法

和胃止痛。取足太阳经、足阳明经为主，以泻刮为主。

2.处方与操作

泻刮足太阳膀胱经第1侧线大杼穴至胃俞穴的循行线，要求出痧；泻刮足阳明胃经梁门穴至天枢穴，以皮肤微红为度；泻刮足阳明胃经足三里穴至解溪穴的循行线，以皮肤微红为度。

NOTE

寒邪客胃者，加角揉胃俞穴；饮食伤胃者，加角揉上脘、中脘、梁门等穴；肝气犯胃者，加泻刮从前正中线沿第6肋间经期门穴至腋前线，以皮肤微红为度，泻刮太冲穴；瘀血停胃者，加角揉膈俞穴；湿热中阻者，加角揉阴陵泉穴。

（二）虚证

1. 治法

养胃止痛。取足太阳经、足阳明经为主，以补刮为主。

2. 处方与操作

补刮足太阳膀胱经第1侧线大杼穴至胃俞穴的循行线，不必强求出痧；补刮足阳明胃经足三里穴至解溪穴的循行线，以皮肤微红为度，角揉足三里。

胃阴亏耗者，加角揉三阴交穴；脾胃虚寒者，加补刮督脉大椎穴至腰阳关穴循行线，以皮肤微红为度。

[按语]

1. 刮痧治疗胃痛有较好的疗效，尤其对于胃痛实证者即时止痛效果明显。

2. 刮痧后饮用 300～400mL 温开水。

3. 胃痛实证应间隔 3～6 日刮痧 1 次，胃痛虚证应间隔 6～10 日刮痧 1 次，连续 4 次为 1 个疗程，休息 1 周后再开始第 2 个疗程，应坚持治疗 2～3 个疗程。

【敷贴】

1. 肝气犯胃证

药物组成：制香附、荜茇、青皮、炒延胡索、白芷、炒白芍。

操作：以 3∶3∶3∶3∶3∶5 的比例研末混匀，水调。贴敷于中脘、神阙、足三里、脾俞、胃俞、肝俞穴。每天贴敷 4 小时，14 天为 1 个疗程。

2. 寒邪客胃和脾胃虚寒证

中脘、胃俞、足三里等穴采用"三伏贴"和"三九贴"。具体方法见感冒。

【耳针】

1. 取穴

主穴：胃、大肠、小肠、神门、交感、皮质下。

配穴：①实证：寒邪客胃证加膈、三焦；饮食伤胃证加脾、胰胆；肝气犯胃证加肝；湿热中阻证加脾、三焦；瘀血停胃证加膈。②虚证：胃阴亏耗证加内分泌；脾胃虚寒证加脾、肾上腺。

2. 方法

（1）压籽法：每次取一侧耳穴，两耳交替使用。耳郭常规消毒后，用中药王不留行籽贴压在所选穴位上，边贴边按压，贴紧固定，并嘱患者每日按压耳穴 3～5 次，以加强刺激。胃痛发作期时，采用重刺激手法按压，直至疼痛缓解。缓解期，每次针刺一侧耳穴，隔日或每日换压另一侧耳穴，5 次为 1 个疗程。对胶布过敏，及时取下，以免造成耳部水肿。

（2）毫针法：用 75% 乙醇消毒耳郭相应部位，在选好穴位处进针，在穴区敏感点进针，留针 30 分钟，每 10 分钟行针，每日或隔日一次，5～7 天为 1 个疗程。出针时迅速将毫针拔出，用消毒干棉球轻压针孔片刻，以防出血。

【熏蒸】

1. 方法一

中药配方：生姜 30g，香附 15g。

操作：将生姜捣烂，香附研成细粉，煎汤滤渣，将煎出的药液倒入盆中，趁热对腹部进行熏蒸。待水温后搅匀，用毛巾擦洗胃脘部，每次 20 分钟，每天 2 次，3 天为 1 个疗程。

NOTE

2. 方法二

中药配方：干姜 30g，肉桂 30g，香附 50g，高良姜 50g。

操作：将煎出的药液倒入盆中。趁热将双脚置于盆沿上进行熏蒸。待水温后将双足浸入盆中，每次 20 分钟，每天 3 次。

3. 方法三

中药配方：艾叶一把。

操作：将艾叶加水 30mL，煮沸 20 分钟左右，待药液温热时，熏洗胃脘部，直至痛缓为止。

第四节 腹 痛

一、概述

腹痛是指胃脘以下、耻骨毛际以上部位发生疼痛为主症的病证。

腹中有肝、胆、脾、肾、大小肠、膀胱等脏腑，并为足三阴、足少阳、手足阳明、冲、任、带等经脉循行之处。

二、病因病机

1. 病因

外感时邪、饮食不节、情志失调及素体阳虚等可导致本病。此外，跌仆损伤，络脉瘀阻，及腹部术后也可致腹痛。

2. 病机

本病的基本病机为脏腑气机阻滞，气血运行不畅，经脉痹阻，"不通则痛"，或脏腑经脉失养，"不荣则痛"。发病涉及脏腑与经脉较多，有肝、胆、脾、肾、大小肠、膀胱、胞宫等脏腑，及足三阴、足少阳、手足阳明、冲、任、带等经脉。病理因素主要有寒凝、火郁、食积、气滞、血瘀。病理性质不外寒、热、虚、实四端。概而言之，寒证是寒邪凝注或积滞于腹中脏腑经脉，气机阻滞而成；热证是由六淫化热入里，湿热交阻，使气机不和，传导失职而发；实证为邪气郁滞，不通则痛；虚证为中脏虚寒，气血不能温养而痛。四者往往相互错杂，或寒热交

NOTE

错，或虚实夹杂，或为虚寒，或为实热，亦可互为因果，互相转化。如寒痛缠绵发作，可以寒郁化热；热痛日久，治疗不当，可以转化为寒，成为寒热交错之证；素体脾虚不运，再因饮食不节，食滞中阻，可成虚中夹实之证；气滞影响血脉流通可导致血瘀，血瘀可影响气机通畅导致气滞。

三、类证鉴别

与胃痛的鉴别

胃处腹中，与肠相连，腹痛常伴有胃痛的症状，胃痛亦时有腹痛的表现，常需鉴别。胃痛部位在心下胃脘之处，常伴有恶心、嗳气等胃病见症，腹痛部位在胃脘以下，上述症状在腹痛中较少见。

四、辨证分型

（一）实证

1. 寒邪内阻证

腹痛拘急，遇寒痛甚，得温痛减，口淡不渴，形寒肢冷，小便清长，大便清稀或秘结，舌质淡，苔白腻，脉沉紧。

2. 饮食积滞证

脘腹胀满，疼痛拒按，嗳腐吞酸，恶食呕恶，痛而欲泻，泻后痛减，或大便秘结，舌苔厚腻，脉滑。

3. 肝郁气滞证

腹痛胀闷，痛无定处，痛引少腹，或兼痛窜两胁，时作时止，得嗳气或矢气则舒，遇忧思恼怒则剧，舌淡红，苔薄白，脉弦。

4. 瘀血内停证

腹痛较剧，痛如针刺，痛处固定，经久不愈，舌质紫黯，脉细涩。

（二）虚证

中虚脏寒证

腹痛绵绵，时作时止，喜温喜按，形寒肢冷，神疲乏力，气短懒言，胃纳不佳，面色无华，大便溏薄，舌质淡，苔薄白，脉沉细。

五、适宜技术

【针刺】

1. 治法

通腹调气，缓急止痛。

2. 取穴

以相应的募穴、下合穴为主。

主穴：中脘、天枢、关元、足三里。

配穴：①实证：寒邪内阻配神阙；饮食积滞配下脘、梁门；肝郁气滞配期门、太冲；瘀血内停配阿是穴、膈俞。②虚证：中脏虚寒配脾俞、神阙。

3. 操作

毫针常规刺。寒证可用艾灸法。腹痛发作时，足三里可持续行针1～3分钟，直到痛止或缓解。

4. 方义

中脘为胃之募、腑之会，位于脐上，天枢为大肠之募，位于脐旁，关元为小肠之募，位于脐下，三穴布于脐之四周，可运转腹部气机；足三里为胃之下合穴。"肚腹三里留"，可调腑止痛。

NOTE

[按语]

1.针灸治疗腹痛效果较好，但针刺止痛后应明确诊断，积极治疗原发病，以防延误病情。

2.如属急腹症，在针灸治疗的同时严密观察病情，必要时采取其他治疗措施。

【艾灸】

1. 取穴

中脘、天枢、关元、足三里、神阙。

2. 方法

中脘、天枢、关元可以选择温灸盒灸，神阙可选择隔盐灸，足三里适合温和灸。每穴20～30分钟，每周2～3次为宜。

[按语]

1.艾灸疗法适用于寒邪内阻和中脏虚寒型腹痛。

2.艾灸疗法期间，宜多饮热开水，保持室内通风，少去公共场所。

【推拿】

本病采用以点穴为主推拿。

1. 腹部操作

患者取仰卧位，术者于一侧以掌摩腹、摩肚脐3～5分钟，点按中脘、气海、天枢穴，每穴各点按1分钟。

2. 背部操作

（1）患者取俯卧位，术者以拇指点按大肠俞、脾俞、胃俞等穴位，每穴操作1～2分钟。

（2）术者以小鱼际横擦大肠俞、三焦俞、脾俞、胃俞穴，以局部透热为度。

3. 下肢操作

患者取坐位或者仰卧位，术者以拇指点按其太冲、公孙、梁门、太溪、足三里穴，每穴各操作 1 分钟。

以上治疗每次 15 ～ 20 分钟，每天治疗 1 次，5 次为 1 个疗程。

［按语］

1. 腹痛并发严重感染或者腹部有水肿者不宜进行推拿治疗。

2. 腹痛与饮食有关系的患者，日常饮食应注意生冷油腻及刺激性的食物。

3. 在治疗时腹痛虚证手法以柔和、轻缓为主；实证以重着有力为主，注意腹痛在气分易治，在血分入络则相对难治。

【刮痧】

（一）**实证**

1. 治法

通调腑气，理气止痛。取足太阳膀胱经、任脉及足阳明胃经，以泻法为主。

2. 处方与操作

泻刮足太阳膀胱经第 1 侧线肝俞穴至小肠俞穴的循行线，要求出痧；采用叩击法对出痧之处进行叩击；泻刮任脉中脘穴至关元穴的循行线，注意避开肚脐，以皮肤微红为度；泻刮足阳明胃经梁门穴至天枢穴的循行线，以皮肤微红为度；角揉天枢、内关；角推或泻刮足三里穴至下巨虚穴的循行线，以皮肤微红为度。

寒邪内阻者，加点按中脘、梁门、气海等穴；饮食停滞者，加角揉中脘、足三里穴；气滞血瘀者，加角揉气海、血海穴，角推太冲穴。

（二）**虚证**

1. 治法

温养脏腑，缓急止痛。取足太阳膀胱经、任脉及足阳明胃经，以补法为主。

NOTE

2. 处方与操作

补刮足太阳膀胱经第 1 侧线脾俞穴至小肠俞穴的循行线，不必强求出痧；采用边揉法揉动刮拭部位；补刮任脉脐下至关元穴的循行线、足阳明胃经梁门穴至天枢穴的循行线，手法宜轻，以皮肤微红为度；角推或补刮足三里穴至下巨虚穴的循行线，以皮肤微红为度；补刮足太阴脾经阴陵泉穴至三阴交穴的循行线，以皮肤微红为度。

病程较长者，加点按脾俞、胃俞、命门等穴。

[按语]

1. 刮痧治疗腹痛疗效较好，有较好的即时止痛效应，但对于腹痛突发，疼痛剧烈并伴有腹肌紧张时，应注意考虑是否属于胃肠穿孔、腹膜炎、输尿管结石、胆绞痛等急腹症，急腹症不属于刮痧治疗范畴，应及时送医院急救。

2. 刮痧后饮用 300 ～ 400mL 温开水。

3. 腹痛实证在刮痧治疗症状缓解后，可继续刮痧，以巩固疗效；腹痛虚证应间隔 3 ～ 6 日刮痧 1 次，连续 4 次为 1 个疗程，休息 2 周后再开始第 2 个疗程，应坚持治疗 2 ～ 3 个疗程。

【敷贴】

敷贴疗法适用于寒邪内阻和中脏虚寒型腹痛。

1. 方法一

药物组成：麦麸 50g，葱白、生姜各 30g，食盐 15g，白酒 30mL，食醋 15g。

操作：上药混合均匀，用铁锅炒热，包布，趁热敷贴于神阙、阿是穴。

2. 方法二

中脘、关元、足三里等穴采用"三伏贴"和"三九贴"。具体方法见感冒。

【耳针】

1. 取穴

主穴：腹、大肠、小肠、神门、脾、交感。

配穴：①实证：寒邪内阻证加膈、三焦；饮食积滞证加胃、胰胆；肝郁气滞证加肝；瘀血内停证加膈。②虚证：中虚脏寒证加肾上腺。

2. 方法

（1）毫针法：每次选 3～5 个穴位，用 75% 乙醇消毒耳郭相应部位，在选好穴位处捻入或插入进针，中、强刺激量，每隔 10～15 分钟行针一次，留针 20～30 分钟，每日或隔日一次，5～7 天为 1 个疗程。出针时迅速将毫针拔出，用消毒干棉球轻压针孔片刻，以防出血。

（2）埋针法：在穴区敏感点进针。常规消毒，把揿针刺入上述耳穴，胶布固定。每次针刺一侧耳穴，隔 2～4 天换针另一侧耳穴，10 次为 1 个疗程。埋针期间不可将埋针处弄湿以防感染，若洗头洗澡应先将揿针取出后再洗。疗程间休息 7 天。

（3）压籽法：每次取一侧耳穴，两耳交替使用。耳郭常规消毒后，按操作常规，用中药王不留行籽贴压在所选穴位上，边贴边按压，贴紧固定，并嘱患者每日按压耳穴 3～5 次，以加强刺激。隔日换贴 1 次，5 次为 1 个疗程。如对胶布过敏，及时取下，以免造成耳部水肿。

【熏蒸】

1. 方法一

中药配方：小蓟 60g，益母草 30g，牛膝 15g，车前子 15g，血余炭 3g。

操作：上药加水 1 升，将煎出的药液倒入盆中，趁热对腹部进行熏蒸。待药汁温后，浸洗下腹部。

2. 方法二

中药配方：吴茱萸、杜仲、蛇床子、五味子、陈皮各 50g，丁香、木香各 25g。

NOTE

操作：上药共研细末，每取药末25g，用生绢袋盛，以水三大碗煎数沸，趁热熏下部通身洗浴，早晚2次熏洗。

3. 方法三

中药配方：皂角、莱菔子、韭菜根、生姜、蒜白各适量。

操作：上药煎汤2次，混合2次药液，让患者伏在药盆上，蒸熏腹部，其周围以毛巾盖严，减少热气散溢，待药液温热不烫时，用毛巾蘸之洗浴腹部。每日1～2次。

第五节　便　秘

一、概述

便秘是指粪便在肠内滞留过久，秘结不通，排便周期延长，或周期不长，但粪质干结，排出艰难，或粪质不硬，虽有便意，但便而不畅的病证。

二、病因病机

1.病因

饮食不节，情志失调，年老体虚，感受外邪。

2.病机

基本病机为大肠传导失常，气机不畅，糟粕内停。同时与肺、脾、胃、肝、肾等脏腑的功能失调有关。病理性质可概括为寒、热、虚、实四个方面。燥热内结于肠胃者，属热秘；气机郁滞者，属实秘；气血阴阳亏虚者，为虚秘；阴寒积滞者，为冷秘或寒秘。四者之中，又以虚实为纲，热秘、气秘、冷秘属实，阴阳气血不足的便秘属虚。而寒、热、虚、实之间，常又相互兼夹或相互转化。如热秘久延不愈，津液渐耗，可致阴津亏虚，肠失濡润，病情由实转虚。气机郁滞，久而化火，则气滞与热结并存。气血不足者，如受饮食所伤或情志刺激，则虚实相兼。

NOTE

三、类证鉴别

与肠结的鉴别

便秘与肠结，两者皆为大便秘结不通。但肠结多为急病，因大肠通降受阻所致，表现为腹部疼痛拒按，大便完全不通，且无矢气和肠鸣音，严重者可吐出粪便。便秘多为慢性久病，因大肠传导失常所致，表现为腹部胀满，大便干结艰行，可有矢气和肠鸣音，或有恶心欲吐，食纳减少。

四、辨证分型

（一）实秘

1. 热秘

大便干结，腹胀腹痛，口干口臭，面红心烦，或有身热，小便短赤，舌红，苔黄燥，脉滑数。

2. 冷秘

大便艰涩，腹痛拘急，胀满拒按，胁下偏痛，手足不温，呃逆呕吐，舌苔白腻，脉弦紧。

3. 气滞秘

大便干结，或不甚干结，欲便不得出，或便而不爽，肠鸣矢气，腹中胀痛，嗳气频作，纳食减少，胸胁痞满，舌苔薄腻，脉弦。

（二）虚秘

1. 气虚秘

大便并不干硬，虽有便意，但排便困难，用力努挣则汗出短气，便后乏力，面白神疲，肢倦懒言，舌淡苔白，脉弱。

2. 血虚秘

大便干结，面色无华，头晕目眩，心悸气短，健忘，口唇色淡，舌淡苔白，脉细。

3. 阴虚秘

大便干结，如羊屎状，形体消瘦，头晕耳鸣，两颧红赤，心烦少眠，潮热盗汗，腰膝酸软，舌红少苔，脉细数。

4. 阳虚秘

大便干或不干，排出困难，小便清长，面色白，四肢不温，腹中冷痛，或腰膝酸冷，舌淡苔白，脉沉迟。

五、适宜技术

【针刺】

1. 治法

调肠通便。

2. 取穴

以大肠的背俞穴、募穴及下合穴为主。

主穴：天枢、大肠俞、上巨虚、支沟、照海。

配穴：①实秘：热秘配合谷、腹结；冷秘配关元、神阙；气滞秘配中脘、太冲。②虚秘：气虚秘配关元、脾俞；血虚秘配阴交、足三里；阴虚秘配太溪、照海；阳虚秘配关元、命门。

3. 操作

毫针常规刺。冷秘、虚秘可加用灸法。

4. 方义

天枢为大肠的募穴，与大肠俞同用为俞募配穴法，上巨虚为大肠之下合穴，三穴共用可通调大肠腑气，腑气通则大肠传导功能复常；支沟宣通三焦气机，照海滋阴，取之可增液行舟，两穴均是治疗便秘的经验效穴。

NOTE

[按语]

1. 针灸治疗功能性便秘效果较好，如由其他疾病引起者，应积极治疗原发病。

2. 患者应养成定时排便的习惯，并注意多吃新鲜蔬菜、水果，特别是粗纤维瓜果。

【艾灸】

1. 取穴

大肠俞、上巨虚、支沟、照海、天枢。

2. 方法

大肠俞、上巨虚、天枢可以选择温和灸，照海适合回旋灸，支沟可以选择温灸盒灸。每穴 20 ~ 30 分钟，每周 2 ~ 3 次为宜。

[按语]

1. 艾灸疗法不适用于热性便秘，一般适用于寒性便秘。

2. 艾灸疗法期间，宜多饮热开水，保持室内通风，少去公共场所。

【推拿】

本病采用以顺时针摩腹法为主推拿。

1. 腹部操作

（1）患者取仰卧位，术者以一指禅手法作用于中脘、天枢、大横、气海穴，每穴各 1 分钟。

（2）术者以掌顺时针于患者腹部摩腹 5 ~ 8 分钟。使热量透达腹部，增加肠道的蠕动能力。

2. 腰背部操作

（1）患者取俯卧位，术者以一指禅推法作用于脾俞、胃俞、大肠俞、肾俞，每穴各 1 分钟；按揉肾俞、大肠俞、长强、八髎穴各 1 分钟。

（2）术者以滚法沿着患者脊柱两侧自肝俞、脾俞到八髎穴往返治疗，自上到下操作 3 ～ 5 遍；以小鱼际擦八髎穴，以局部透热为度。

以上治疗每次 15 ～ 20 分钟，每天治疗 1 次，5 次为 1 个疗程。

[按语]

1. 便秘患者应注意饮食调理，以清淡饮食为主，多食水果蔬菜，同时忌辛辣厚味食物。

2. 适当多做一些仰卧屈髋压腹的动作，每日早晚顺时针摩腹，养成定时排便的习惯。

3. 保持心情舒畅，避免情绪紧张，多进行户外运动，多呼吸新鲜空气。

【拔罐】

1. 实秘

选穴：大椎、曲池、上巨虚、水道、归来、中脘、天枢、气海、阳陵泉。操作：大椎、曲池及阳陵泉至上巨虚连线，可先在皮肤涂适量凡士林，闪火法将罐吸附于皮肤，然后拉动罐体在穴位局部皮肤往返走罐 2 ～ 3 次，以皮肤出丹痧为度。其余穴位常规闪火法拔罐，留罐 15 ～ 20 分钟，每日 1 次。

2. 虚秘

选穴：脾俞、胃俞、大肠俞、足三里、关元、三阴交、神阙、命门。操作：用闪火法拔罐，留置 10 分钟，左右对称腧穴可交替罐疗，以皮肤起丹痧为度，每日 1 次。可取神阙穴罐疗，用闪火法将罐吸拔于神阙穴上，留罐 5 分钟，反复 3 次。

NOTE

【刮痧】

（一）实秘

1. 治法

通调腑气，行滞通便。取足太阳膀胱经、足阳明胃经及任脉，以泻法为主。

2. 处方与操作

泻刮足太阳膀胱经第 1 侧线肝俞穴至小肠俞穴的循行线，要求出痧；采用按法按压大肠俞穴；泻刮任脉中脘穴至关元穴的循行线，注意避开肚脐，不必强求出痧；泻刮足阳明胃经梁门穴至天枢穴的循行线，以皮肤微红为度；角揉腹结穴；泻刮手少阳三焦经四渎穴至阳池穴的循行线，以皮肤微红为度；泻刮足阳明胃经足三里穴至下巨虚穴的循行线，以皮肤微红为度。

热秘者，加角揉合谷、曲池穴；气滞秘者，加泻刮从前正中线至第 6 肋间经期门穴至腋前线，泻刮太冲穴，以皮肤微红为度。

（二）虚秘

1. 治法

补益气血，调补阴阳，调腑通便。取足太阳经、足阳明经及任脉，以补法为主。

2. 处方与操作

补刮足太阳膀胱经第 1 侧线膈俞穴至小肠俞穴的循行线，不必强求出痧；采用擦法横向快速摩擦八髎穴区，使之产生热量并向深部渗透至小腹；补刮任脉中脘至关元穴的循行线，不必强求出痧，以皮肤微红为度；补刮足阳明胃经足三里穴至下巨虚穴的循行线，以皮肤微红为度。

阳气虚者，加角揉脾俞、关元、足三里等穴；阴血虚者，加角揉三阴交、太溪穴。

NOTE

［按语］

1.刮痧疗法对单纯性便秘疗效较好，即时通便效果尤为明显。但便秘严重者大便特别干结难出时，可在医生指导下配合外用开塞露等润滑药物，以免造成肛裂，加重痔疮出血。

2.刮痧后必须饮用400～500mL淡盐水，以促进排便。

3.便秘应间隔3～6日刮痧1次，连续4次为1个疗程，休息2周后再开始第2个疗程，应坚持治疗2～3个疗程，以免复发。

【敷贴】

药物组成：大黄15g，透骨草、厚朴各12g，芒硝、枳实各10g，冰片6g。

操作：中脘、神阙、天枢、关元。将药物研末醋调适量贴于穴位上，厚度以0.2～0.3cm为宜，每天贴敷4～6小时，10天为1个疗程。

【耳针】

1.取穴

主穴：大肠、三焦、肺、皮质下。

配穴：①实秘：热秘加肾上腺、耳尖；冷秘加小腹、交感；气滞秘加肝。②虚秘：气虚秘加脾、胃、肾；血虚秘加心、小肠、脾；阴虚秘加神门、肾；阳虚秘加肾、肾上腺。

2.方法

（1）毫针法：每次选3～5个穴位，用75%乙醇消毒耳郭相应部位，在选好穴位处捻入或插入进针，在穴区敏感点进针，虚证补法，留针15～20分钟，实证泻法，留针30分钟，留针期间间歇捻针，每日治疗1次，每次针刺一侧耳穴，10次为1个疗程。出针时迅速将毫针拔出，用消毒干棉球轻压针孔片刻，以防出血。

（2）埋针法：常规消毒，把揿针或皮内针刺入上述耳穴，胶布固

NOTE

定。每次针刺一侧耳穴，隔 2～4 天换针另一侧耳穴，10 次为 1 个疗程。埋针期间不可将埋针处弄湿以防感染，若洗头洗澡应先将揿针取出后再洗。疗程间休息 7 天。

（3）压籽法：每次取一侧耳穴，两耳交替使用。耳郭常规消毒后，按操作常规，用中药王不留行籽贴压在所选穴位上，边贴边按压，贴紧固定，并嘱患者每日按压耳穴 3～5 次，以加强刺激。隔日换贴 1 次，5 次为 1 个疗程。如对胶布过敏，及时取下，以免造成耳部水肿。

（4）刺血法：热秘证患者，每次取一侧耳穴，左右耳交替进行，按摩耳郭使其充血后，以 75% 乙醇做常规消毒，用注射针头点刺耳尖、耳背静脉、大肠，每隔 3 天治疗 1 次，出血量为 10～20 滴。

【熏蒸】

1. 方法一

中药配方：皂荚粉。

操作：操作：将皂荚粉（每包 10g）1 包放入中药熏蒸机中进行熏蒸。调节熏蒸温度为 30～35℃，设置熏蒸时间为 30 分钟。每天 1 次，6 次为 1 个疗程。

2. 方法二

中药配方：竹叶。

操作：用武火煮竹叶一锅，趁热倾桶内，撒绿矾一把，坐熏之。

3. 方法三

中药配方：芒硝、大黄、甘遂、牵牛子各等份。

操作：上药加水适量煎煮，将煎出的药液倒入盆中，趁热进行熏蒸。待药液 40℃时洗浴全身。亦可煎取药液 500mL，洗浴前，将药液兑入温水中洗浴，每天 2 次（注意：洗浴时，重点清洗脐部，洗浴时间可根据药液温度而定，水凉停洗）。

第六节　泄　泻

一、概述

泄泻是以排便次数增多，粪质稀溏或完谷不化，甚至泻出如水样为主症的病证。古代将大便溏薄而势缓者称为泄，大便清稀如水而势急者称为泻，现临床一般统称泄泻。

二、病因病机

1. 病因

感受外邪，饮食所伤，情志不调，禀赋不足，久病体虚。

2. 病机

本病病机关键是湿盛与脾虚。因湿盛而后脾虚者，多为急性泄泻（暴泻）；因脾虚而后湿邪郁滞者，多为慢性泄泻（久泻）。

病机特点是脾虚湿盛，致肠道功能失司而发生泄泻。分而言之，外邪致泻以湿邪最为重要，其他诸多邪气需与湿邪兼夹，方易成泻；内因则以脾虚最为关键。病位在肠，主病之脏属脾，同时与肝、肾密切相关。病理因素主要是湿。病理性质有虚实之分。一般来说，暴泻以湿盛为主，多因湿盛伤脾，或食滞生湿，壅滞中焦，脾为湿困所致，病属实证。久泻多偏于虚证，由脾虚不运而生湿，或他脏及脾，如肝木乘脾，或肾虚火不暖脾，水谷不化所致。而湿邪与脾虚，往往相互影响，互为因果，湿盛可困遏脾运，脾虚又可生湿。虚实之间又可相互转化夹杂。

NOTE

三、类证鉴别

与痢疾的鉴别

两者均为大便次数增多、粪质稀薄的病证。泄泻以大便次数增加，粪质稀溏，甚则如水样，或完谷不化为主症，大便不带脓血，也无里急后重，或无腹痛。而痢疾以腹痛、里急后重、便下赤白脓血为特征。

四、辨证分型

（一）实证

1. 寒湿内盛证

泄泻清稀，甚则如水样，脘闷食少，腹痛肠鸣，或兼外感风寒，症见恶寒，发热，头痛，肢体酸痛，舌苔白或白腻，脉濡缓。

2. 肠腑湿热证

泄泻腹痛，泻下急迫，或泻而不爽，粪色黄褐，气味臭秽，肛门灼热，烦热口渴，小便短黄，舌质红，苔黄腻，脉滑数或濡数。

3. 食滞肠胃证

腹痛肠鸣，泻下粪便臭如败卵，泻后痛减，脘腹胀满，嗳腐酸臭，不思饮食，舌苔垢浊或厚腻，脉滑实。

4. 肝气乘脾证

腹痛而泻，腹中雷鸣，攻窜作痛，矢气频作，每因抑郁恼怒，或情绪紧张之时而作，素有胸胁胀闷，嗳气食少，舌淡红，脉弦。

（二）虚证

1. 脾胃虚弱证

大便时溏时泻、迁延反复，食少，食后脘闷不舒，稍进油腻食物则大便次数增加，面色萎黄，神疲倦怠，舌质淡，苔白，脉细弱。

2. 肾阳虚衰证

黎明前脐腹作痛，肠鸣即泻，完谷不化，腹部喜暖，泻后则安，形寒肢冷，腰膝酸软，舌淡苔白，脉沉细。

五、适宜技术

【针刺】

1. 治法

健脾利湿，调肠止泻。

2. 取穴

以大肠的背俞穴、募穴及下合穴为主。

主穴：大肠俞、天枢、上巨虚、三阴交、神阙。

配穴：①实证：寒湿内盛配阴陵泉、脾俞；肠腑湿热配曲池、下巨虚；食滞肠胃配下脘、梁门；肝气乘脾配期门、太冲。②虚证：脾胃虚弱配脾俞、足三里；肾阳虚衰配肾俞、命门。

3. 操作

神阙用灸，余穴毫针常规刺。寒湿内盛、脾胃虚弱可用隔姜灸、温和灸或温针灸肾阳虚可用隔附子饼灸。急性泻泄每日治疗 1～2 次，慢性泄泻每日或隔日治疗 1 次。

4. 方义

本病病位在肠，故取大肠的募穴天枢、背俞穴大肠俞，属俞募配穴法，与大肠之下合穴上巨虚何用，可调理肠腑止泻；三阴交健脾利湿，兼调理肝肾，各种泻泄皆可用之；神阙穴居于中腹，内连肠腑，无论急、慢性泄泻，用之皆宜。

［按语］

1. 针灸治疗泻泄效果较好，若急性胃肠炎或溃疡性结肠炎等因腹泻频繁而出现脱水现象者，应综合治疗。

2. 治疗期间应注意饮食卫生，宜食清淡，忌食生冷、辛辣、油腻之品。

NOTE

【艾灸】

1. 取穴

神阙、梁丘、中脘、天枢、足三里、内庭。

2. 方法

神阙、中脘、天枢用隔姜灸或艾灸盒灸，梁丘、足三里、内庭用温和灸。轻者每天 1 次，每穴 15 ～ 20 分钟；重者每日 2 ～ 3 次，每穴 15 ～ 20 分钟。

［按语］

1. 艾灸疗法可以改善腹泻、腹痛等症状。

2. 艾灸疗法不适宜热性泄泻，一般用于虚寒性泄泻和慢性泄泻患者。

3. 艾灸疗法期间，宜多饮热开水，饮食宜清淡，忌油腻和辛辣。

【推拿】

本病采用以逆时针摩腹法为主推拿。

1. 腹部操作

（1）患者取仰卧位，术者站于患者一侧，以一指禅推法自中脘向下至气海、关元穴，往返操作 3 ～ 5 次。

（2）术者以拇指按揉中脘、天枢、气海穴，每穴 1 ～ 2 分钟。

（3）术者以掌震法施于患者腹部，操作时间 3 ～ 5 分钟。

2. 背部操作

（1）患者取俯卧位，术者以一指禅推脾俞、大肠俞、胃俞、大肠俞穴，每穴各 1 分钟。

（2）以小鱼际横擦大肠俞、脾俞、次髎穴，以局部透热为度。

3. 肩臂部操作

患者取坐位，术者拿法施于肩井穴 3 遍；以拇指点按合谷、外关、手三里穴，每穴各 1 分钟。

以上治疗每次 15 ～ 20 分钟，每天治疗 1 次，5 次为 1 个疗程。

> ［按语］
> 1. 患者注意饮食，切忌生冷油腻，多喝热水。
> 2. 注意保暖，起居有常，保持情绪稳定，心情愉悦。
> 3. 加强日常锻炼，增强体质，提高免疫力。

【拔罐】

选穴基础方：上巨虚、神阙、天枢、合谷。

配穴：①实证：食滞肠胃加中脘、建里。②虚证：脾胃虚弱加脾俞、足三里；肾阳亏虚加肾俞、命门。上述腧穴分为 3 组，交替选用，闪火法拔罐，留罐 10 分钟。每日 1 次，3 次为 1 个疗程。

【刮痧】

（一）实证

1. 治法

调腑利湿止泻。取足太阳经、足太阴经、足阳明经，以泻法为主。

2. 处方与操作

泻刮足太阳膀胱经第 1 侧线肝俞穴至大肠俞穴的循行线，要求出痧；泻刮足阳明胃经天枢穴至水道穴的循行线，以皮肤微红为度；角揉关元穴；泻刮足阳明胃经足三里穴至下巨虚穴的循行线，以皮肤微红为度；平刮足太阴脾经阴陵泉穴经三阴交穴至公孙穴的循行线，手法宜轻，以皮肤微红为度。

寒湿困脾者，加角揉脾俞、水分、阴陵泉等穴；肠腑湿热者，加角揉合谷、下巨虚穴；食滞肠胃者，加胃俞、中脘、建里、足三里等穴；肝气乘脾者，加泻刮从前正中线沿第 6 肋间经期门穴至腋前线，以皮肤微红为度，泻刮太冲穴。

NOTE

（二）虚证

1. 治法

健脾利湿止泻。取足太阳膀胱经、任脉、足太阴脾经及足阳明胃经，以补法为主。

2. 处方与操作

补刮足太阳膀胱经第 1 侧线脾俞穴至大肠俞穴的循行线，不必强求出痧；补刮任脉脐下至关元穴的循行线、足阳明胃经天枢穴至水道穴的循行线，以皮肤微红为度；补刮足阳明胃经足三里穴至下巨虚穴的循行线、足太阴脾经阴陵泉穴经三阴交穴至公孙穴的循行线，均以皮肤微红为度。

脾胃虚弱者，加角揉百会、气海穴；肾阳虚衰者，加角揉肾俞、关元、命门等穴。

［按语］

1. 刮痧治疗泄泻疗效较好，尤其对实证泄泻，及时诊治止泻效果很好。

2. 刮痧后适量饮用温淡糖盐水。

3. 由外感所致的泄泻，应在泻止后隔日再行刮痧 1 次，以巩固疗效，其他类型的泄泻则应间隔 3～6 日刮痧 1 次，连续 4 次为 1 个疗程，休息 2 周后再开始第 2 个疗程，应坚持治疗 2～3 个疗程，以免复发。

【敷贴】

药物组成：五倍子适量研末，食醋调膏。

操作：敷贴神阙，伤湿止痛膏固定，2～3 日更换一次，用于久泻。

【耳针】

1. 取穴

主穴：大肠、小肠、胃、脾。

配穴：①实证：寒湿内盛证加三焦；肠腑湿热证加耳尖；食滞肠胃证加胰胆；肝气乘脾证加神门、交感。②脾胃虚弱证加交感、皮质下；肾阳虚衰证加脾、肾。

2. 方法

压籽法：此法适宜慢性腹泻，也可用于急性腹泻。对实证、热证的腹泻，用强刺激泻的手法；对虚证、寒证的腹泻，用弱刺激补的手法。每次取一侧耳穴，两耳交替使用。耳郭常规消毒后，用中药王不留行籽贴压在所选穴位上，边贴边按压，贴紧固定。并嘱患者每日按压耳穴3～5次，以加强刺激。隔日换贴1次，5次为1个疗程。如对胶布过敏，及时取下，以免造成耳部水肿。

【熏蒸】

1. 方法一

中药配方：取鲜野艾（或艾叶）250～300g。

操作：洗净后切碎，加水1500～2000mL，煎煮后过滤取滓取汁，趁热将双脚置于盆沿上进行熏蒸。待药汁温后洗两足，每次10～15分钟。水冷后可再加热重复熏洗。一般每日3～5次。

2. 方法二

中药配方：鲜车前草150g，鲜萹草250g。

操作：将上药适当切碎入药罐，加水约1500mL，置武火上煮沸，然后将药液倒入备好的脚盆内，趁热将双脚置于盆沿上进行熏洗，让药液的蒸气熏患儿双足底及内外踝，待药液温度在30～40℃时（以患儿能够耐受为度，避免烫伤），即可将患儿双足放入脚盆内，使药液浸淹其足至踝部，家长趁热不断地把药液由患儿膝关节向下反复洗涤，边洗边揉其内、外踝，每次20～30分钟。每天早中晚各熏洗1次。3天为1个疗程，一般使用1～2天有效。

3. 方法三

中药配方：胡椒20g，绿豆1把，黄连120g，干姜120g。

操作：上药加水煎煮20分钟，煎取药液3升，趁热进行熏蒸双足。待药汁温后浸双足，每次30～60分钟，每日1～2次。

NOTE

第七节　痢　疾

一、概述

痢疾以大便次数增多、腹痛、里急后重、痢下赤白黏冻为主症。是夏秋季常见的肠道传染病。

二、病因病机

1. 病因

外感时邪疫毒、饮食不节和脾胃虚弱。感邪的性质有三：一为疫毒之邪，二为湿热之邪，三为夏暑感寒伤湿。

2. 病机

病机主要是邪滞于肠，气血壅滞，肠道传化失司，脂络受伤，腐败化为脓血而为痢。病位在肠，与脾胃密切相关，可涉及肾。病理因素以湿热疫毒为主，病理性质分寒热虚实。本病初期多为暴痢，属湿热或寒湿壅滞，表现为湿热痢或寒湿痢。日久，可由实转虚或虚实夹杂，湿热伤阴，形成阴虚痢；脾胃素虚，寒湿留滞肠中，则为虚寒痢。本病初期多实证。疫毒内侵，毒盛于里，熏灼肠道，耗伤气血，下痢鲜紫脓血，壮热口渴，为疫毒痢；如疫毒上冲于胃，可使胃气逆而不降，成为噤口痢；外感湿热或湿热内生，壅滞腑气，则成下痢赤白、肛门灼热之湿热痢；寒湿阴邪，内困脾土，脾失健运，邪留肠中，气机阻滞，则为下痢白多赤少之寒湿痢。下痢日久，可由实转虚，或虚实夹杂，寒热并见，发展成久痢。疫毒热盛伤津，或湿热内郁不清，日久则伤阴、伤气，亦有素体阴虚感邪，而形成下痢黏稠、虚坐努责、脐腹灼痛之阴虚痢；脾胃素虚而感寒湿患痢，或湿热痢过服寒凉药物致脾虚中寒，寒湿留滞肠中，日久累及肾阳，关门不固，则成下痢稀薄，带有白冻，甚则滑脱不禁，腰酸腹冷之虚寒痢。如痢疾失治，迁延日久，或治疗不当，收涩太早，关门留寇，酿成正虚邪恋，可发展为下痢时发时止，日久难愈的休息痢。

此外，痢疾是由邪滞与气血相搏而发病，故应注意气滞血瘀这一病理因素，尤其是久痢之人其瘀更甚，常与湿滞胶结，病势更趋缠绵难愈，这也是造成病情复杂的重要原因。

三、辨证分型

1. 湿热痢

痢下赤白脓血，黏稠如胶冻，腥臭，腹部疼痛，里急后重，肛门灼热，小便短赤，舌苔黄腻，脉滑数。

2. 疫毒痢

起病急骤，痢下鲜紫脓血，腹痛剧烈，后重感特著，壮热口渴，头痛烦躁，恶心呕吐，甚者神昏惊厥，舌质红绛，舌苔黄燥，脉滑数或微欲绝。

3. 寒湿痢

痢下赤白黏冻，白多赤少，或为纯白冻，腹痛拘急，里急后重，口淡乏味，脘胀腹满，头身困重，舌质或淡，舌苔白腻，脉濡缓。

4. 阴虚痢

痢下赤白，日久不愈，脓血黏稠，或下鲜血，脐下灼痛，虚坐努责，食少，心烦口干，至夜转剧，舌红绛少津，苔少或花剥，脉细数。

5. 虚寒痢

痢下赤白清稀，无腥臭，或为白冻，甚则滑脱不禁，肛门坠胀，便后更甚，腹部隐痛，缠绵不已，喜按喜温，形寒畏冷，四肢不温，食少神疲，腰膝酸软，舌淡苔薄白，脉沉细而弱。

NOTE

6. 休息痢

下痢时发时止，迁延不愈，常因饮食不当、受凉、劳累而发，发时大便次数增多，夹有赤白黏冻，腹胀食少，倦怠嗜卧，舌质淡苔腻，脉濡软或虚数。

四、适宜技术

【针刺】

1. 治法
通肠导滞，调气和血。

2. 取穴
以大肠的募穴、下合穴为主。

主穴：天枢、上巨虚、合谷、三阴交。

配穴：寒湿痢配关元、阴陵泉；湿热痢配曲池、内庭；疫毒痢配大椎、十宣；虚寒痢配关元、命门；阴虚痢配太溪、命门；休息痢配脾俞、足三里。

3. 操作
毫针常规刺。寒湿痢、休息痢可用温和灸、温针灸、隔姜灸或隔附子饼灸。急性痢疾每日治疗 1 ～ 2 次，慢性痢疾每日治疗 1 次。

4. 方义
本病病位在肠，故取大肠的募穴天枢、下合穴上巨虚、原穴合谷，三穴同用，可通调大肠腑气，行气和血，气行则后重自除，血和则便脓自愈；三阴交为肝脾肾三经交会穴，可健脾利湿。

［按语］

1. 针灸治疗急性细菌性痢疾、阿米巴痢疾，疗效显著。但中毒性菌痢病情凶险，应采取综合治疗措施。

2. 急性痢疾发病时应进行床边隔离，注意饮食。

【艾灸】

1. 取穴

合谷、天枢、上巨虚、足三里、大肠俞、小肠俞、神阙。

2. 方法

天枢、大肠俞、小肠俞可用艾灸盒灸，合谷、上巨虚、足三里可用温和灸，神阙穴可用隔盐灸。轻者每天 1 次，每穴 15 ~ 20 分钟；重者每日 2 ~ 3 次，每穴 15 ~ 20 分钟。

[按语]

1. 艾灸疗法可以改善痢疾所引发的腹痛、里急后重等不舒适的症状。

2. 艾灸疗法不适宜湿热痢和疫毒痢，一般用于寒湿痢。

3. 艾灸疗法期间，宜多饮热开水，保持清淡饮食。

【拔罐】

选穴：足三里、天枢、上巨虚、气海、大肠俞。拔罐后留罐 10 分钟，每日 1 次，3 次为 1 个疗程。也可配合刺络放血。

【熏蒸】

1. 方法一

中药配方：乌梅 500g。

操作：将上药用清水煎汤，将药汁倒入盆内，趁热熏肛门，温度降至 40 ~ 50℃时，用药汁浸浴肛门，每日 1 次，连用 3 ~ 5 天即可见效。

2. 方法二

中药配方：黄芪、防风、枳壳各 50g。

操作：上药加水煎汤，过滤去渣，倾入盆内，趁热先熏肛门，待温度降至 40 ~ 50℃时，用药汁浸浴肛门，每日 1 次，连用 3 ~ 5 天即可

NOTE

见效。

3. 方法三

中药配方：马兜铃藤、谷精草、京三棱（用乌头炒过）各等份。

操作：将煎出的药液倒入盆中。趁热将双脚置于盆沿上进行熏蒸。待药汁温后洗双足。

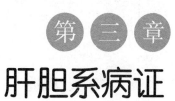

第三章

肝胆系病证

第一节 胁 痛

一、概述

胁痛是指以一侧或两侧胁肋部疼痛为主要表现的病证。

二、病因病机

1. 病因

情志不遂，跌仆损伤，饮食所伤，外感湿热，劳欲久病。

2. 病机

胁痛的基本病机为肝络失和，其病理变化可归结为"不通则痛"与"不荣则痛"两类。其病变脏腑主要在肝胆，又与脾胃及肾相关。其病理因素有气滞、血瘀、湿热。胁痛的病理性质有虚实之分，其中，因肝郁气滞、肝失条达，瘀血停着、胁络不通，湿热蕴结、肝失疏泄所导致的胁痛多属实证；而因阴血不足、肝络失养所导致的胁痛则为虚证。

一般说来，胁痛初病在气，由肝郁气滞，气机不畅而致胁痛。气滞日久，血行不畅，其病变则由气滞转为血瘀，或气滞血瘀并见。实证日久亦可化热伤阴，肝肾阴虚，而转为虚证或虚实夹杂证。

三、辨证分型

（一）实证

1. 肝郁气滞证

胁肋胀痛，走窜不定，甚则引及胸背肩臂，疼痛每因情志变化而增减，胸闷腹胀，嗳气频作，得嗳气而胀痛稍舒，纳少口苦，舌苔薄白，脉弦。

2. 肝胆湿热证

胁肋重着或灼热疼痛，痛有定处，触痛明显，口苦口黏，胸闷纳呆，恶心呕吐，小便黄赤，大便不爽，或兼有身热恶寒，身目发黄，舌红苔黄腻，脉弦滑数。

3. 瘀血阻络证

胁肋刺痛，痛有定处，痛处拒按，入夜痛甚，胁肋下或见有癥块，舌质紫暗，脉沉涩。

（二）虚证

肝络失养证

胁肋隐痛，悠悠不休，遇劳加重，口干咽燥，心中烦热，头晕目眩，舌红少苔，脉细弦而数。

四、适宜技术

【针刺】

1. 治法

疏肝利胆，活络止痛。

2. 取穴

以足厥阴、足少阳经穴为主。

主穴：期门、阳陵泉、支沟、丘墟。

配穴：①实证：肝郁气滞配太冲、内关；肝胆湿热配行间、阴陵泉；瘀血阻络配膈俞、血海。②虚证：肝络失养配肝俞、肾俞。

3. 操作

毫针常规刺，期门、肝俞、膈俞等穴不可直刺、深刺；丘墟可透照海；瘀血阻络者可用三棱针点刺出血或再加拔火罐。

4. 方义

肝胆两经布于胁肋，期门为肝的募穴，位居胁肋部，取之既可疏泄肝胆气机，又可直接疏通胁肋部经络而止痛；阳陵泉为胆的下合穴；支沟为三焦经经穴，二穴均为治胁痛之验穴，一上一下和解少阳，疏泄肝胆；丘墟为胆的原穴，与阳陵泉相配，可疏肝利胆，活络止痛。

[按语]

1. 针灸治疗胁痛有较好的疗效，但胁痛可见于多种疾病中，临床应注意鉴别诊断。如系传染性肝炎，应注意隔离。

2. 饮食宜清淡，忌肥甘厚味，心情要舒畅，忌恼怒急躁。

【艾灸】

1. 取穴

期门、支沟、阳陵泉、丘墟。

2. 方法

期门、丘墟选用回旋灸；支沟、阳陵泉可以选择温灸盒灸；每穴10～20分钟，每周2～3次为宜。

[按语]

1. 胁痛肝络失养型患者禁灸。

2. 艾灸疗法期间，宜多饮热开水，保持室内通风，少去公共场所。

【推拿】

本病采用以擦法推拿为主。

1. 背部操作

（1）患者取坐位或俯卧位。术者用点法或按法在患者背部膈俞、肝俞、胆俞及压痛点处施术，每穴约 3 分钟，刺激要强。

（2）用一指禅推法在背部膀胱经施术，约 3 分钟。

（3）用擦法在背部膀胱经施术，以透热为度。

2. 胁肋部操作

（1）术者用指按揉患者章门穴、期门穴，每穴约 1 分钟。

（2）用擦法施于患者两侧胁肋部，以透热为度。

3. 四肢部操作

术者用点法或按法在阴陵泉、胆囊穴、太冲、行间处治疗，每穴约 1 分钟。

以上治疗每次约 25 分钟，每天治疗 1 次，5 次为 1 个疗程。

［按语］

1. 指导患者保持心情舒畅，避免抑郁恼怒等不良情绪的刺激。

2. 适当进行体育锻炼，以增强体质；饮食要有节制，避免暴饮暴食，控制高脂肪、高胆固醇的食物。

3. 养成良好的大便习惯，保持胃肠道的正常生理功能；注意卫生，预防和治疗蛔虫病。

4. 本病的预后一般都比较好，但也有部分病人迁延不愈，若治疗不得当，演变为癥瘕痞块、肝癌等症，预后欠佳。

【拔罐】

拔罐主要用于胁痛实证，多结合刺络放血。选穴：期门、阳陵泉、支沟、足三里。操作：先用三棱针点刺各穴，以微出血为度。起针后拔罐，留罐 15 分钟。

NOTE

【刮痧】

（一）实证

1. 治法

理气化瘀，清热利湿。取足太阳经、手少阳经、足少阳经、足厥阴经为主，以泻刮为主。

2. 处方与操作

泻刮足太阳膀胱经第 1 侧线大杼穴至胃俞穴的循行线，要求出痧；泻刮手少阳三焦经四渎穴至阳池穴的循行线，以皮肤发红为度；泻刮足少阳胆经阳陵泉穴至悬钟穴的循行线、足厥阴肝经膝关穴至中封穴的循行线，均以皮肤微红为度。

肝郁气滞者，加角推从前正中线沿第 6 肋间经期门穴至腋前线，以皮肤微红为度；瘀血阻络者，加角揉膈俞、章门穴；肝胆湿热者，加角揉阴陵泉、丰隆穴。

（二）虚证

1. 治法

养阴柔肝，理气止痛。取足太阳经、手少阳经、足太阴经、足阳明经为主，以补刮为主。

2. 处方与操作

补刮足太阳膀胱经第 1 侧线大杼穴至胃俞穴的循行线，不必强求出痧；补刮手少阳三焦经四渎穴至阳池穴的循行线，以皮肤微红为度；补刮足太阴脾经阴陵泉穴至三阴交穴的循行线，以皮肤微红为度；补刮足阳明胃经足三里穴至下巨虚穴的循行线，以皮肤微红为度。

肝络失养，胁肋隐痛较重者，加角揉支沟穴。

[按语]

1.刮痧治疗胁痛有较好疗效，但是由于急慢性肝炎、肝硬化、胆道蛔虫症、胆道结石等引起的器质性疾病，应在积极治疗原发病的基础上辅以本方法。

2.刮痧后饮用 300～400mL 温开水。

【耳针】

1. 取穴

主穴：肝、胆、神门、胸、交感。

配穴：①实证：肝郁气滞证加胸椎；肝胆湿热证加小肠；瘀血阻络证加膈、内分泌。②虚证：肝络失养证加皮质下、肾上腺。

2. 方法

（1）毫针法：用 75% 乙醇消毒耳郭相应部位，在选好穴位处进针，在胸穴找到敏感点，当刺入敏感点时，一般数秒内疼痛立即减轻或消失，若无即刻效应，调整针刺方向。然后再刺其他穴位，每次针刺一侧耳穴，两耳交替，直至痊愈。出针时迅速将毫针拔出，用消毒干棉球轻压针孔片刻，以防出血。

（2）压籽法：耳郭常规消毒后，按操作常规，用中药王不留行籽贴压在所选穴位上，边贴边按压，贴紧固定。在胸穴找到敏感点进行耳穴压丸，用强刺激对压泻法，由轻到重按压耳穴的同时，嘱患者做深呼吸或咳嗽，按压到疼痛明显减轻或消失，再贴压其他耳穴并嘱患者每日按压耳穴 3～5 次，以加强刺激。隔日换贴 1 次，5 次为 1 个疗程。如对胶布过敏，及时取下，以免造成耳部水肿。

【熏蒸】

中药配方：醋炒青皮、山栀子各 30g，蒲公英 50g（鲜者倍之），生甘草 20g。

操作：将上药水煎 2 次，约合溶液 2500mL，滤渣取汁，趁热熏患

NOTE

处，以局部皮肤能忍受为度，药液尽且保持在 40 ~ 50℃，使肌表易于吸收，以增强热敷效用。每晚 1 次，每次约 30mL，敷后避风。若痛甚于胀者，加红花、桃仁各 20g；若胀甚于痛者，加防风 30g，枳壳 20g；病情轻者，1 ~ 3 次即愈；若病久邪深，络脉不通，应多敷数次直至痊愈。

第二节　黄　疸

一、概述

黄疸是以目黄、身黄、小便黄为主症的一种病证，其中目睛黄染尤为本病的重要特征。

二、病因病机

1. 病因

外感湿热疫毒，内伤饮食、劳倦，病后续发。

2. 病机

黄疸的基本病机为湿邪壅阻中焦，脾胃失健，肝气郁滞，疏泄不利，致胆汁输泄失常，胆液不循常道，外溢肌肤，下注膀胱，而发为目黄、肤黄、小便黄之病证。黄疸的病位主要在脾、胃、肝、胆。其病理因素有湿邪、热邪、寒邪、疫毒、气滞、瘀血六种，但其中以湿邪为主。湿邪既可从外感受，亦可自内而生。如外感湿热疫毒，为湿从外受；饮食劳倦或病后瘀阻湿滞，属湿自内生。其病理性质以实为主，病久则正虚邪恋。

阳黄、急黄、阴黄在一定条件下可以相互转化。如阳黄治疗不当，病情发展，病状急剧加重，热势鸱张，侵犯营血，内蒙心窍，引动肝风，则发为急黄。如阳黄误治失治，迁延日久，脾阳损伤，湿从寒化，则可转为阴黄。如阴黄复感外邪，湿郁化热，又可呈阳黄表现，病情较

NOTE

为复杂。

三、辨证分型

1. 热重于湿证

身目俱黄，黄色鲜明，发热口渴，或见心中懊恼，腹部胀闷，口干而苦，恶心呕吐，小便短少黄赤，大便秘结，舌苔黄腻，脉弦数。

2. 湿重于热证

身目俱黄，黄色不及前者鲜明，头重身困，胸脘痞满，食欲减退，恶心呕吐，腹胀或大便溏垢，舌苔厚腻微黄，脉濡数或濡缓。

3. 胆腑郁热证

身目发黄，黄色鲜明，上腹、右胁胀闷疼痛，牵引肩背，身热不退，或寒热往来，口苦咽干，呕吐呃逆，尿黄赤，大便秘，苔黄舌红，脉弦滑数。

4. 疫毒炽盛证（急黄）

发病急骤，黄疸迅速加深，其色如金，皮肤瘙痒，高热口渴，胁痛腹满，神昏谵语，烦躁抽搐，或见衄血、便血，或肌肤瘀斑，舌质红绛，苔黄而燥，脉弦滑或数。

5. 寒湿阻遏证

身目俱黄，黄色晦暗，或如烟熏，脘腹痞胀，纳谷减少，大便不实，神疲畏寒，口淡不渴，舌淡苔腻，脉濡缓或沉迟。

6. 脾虚湿滞证

面目及肌肤淡黄，甚则晦暗不泽，肢软乏力，心悸气短，大便溏薄，舌质淡苔薄，脉濡细。

四、适宜技术

【针刺】

1. 治法

化湿利胆退黄。取胆的背俞穴、下合穴为主。

2. 取穴

主穴：胆俞、阳陵泉、阴陵泉、至阳。

配穴：热重于湿配内庭、太冲；湿重于热配阴陵泉、水分；寒湿阻遏配脾俞、三阴交；疫毒炽盛配大椎；脾虚湿滞配足三里、中脘；胆腑郁热配阳陵泉、太冲。

3. 操作

毫针常规刺。寒湿阻遏者可加灸。

4. 方义

黄疸是由湿邪熏蒸、胆汁外溢而成，故取胆的背俞穴胆俞及其下合穴阳陵泉以舒调胆腑，胆腑功能正常则胆汁自循常道；阴陵泉健脾利湿，令湿邪从小便而出；至阳为治疗黄疸的经验穴，可宣通阳气以化湿退黄。

［按语］

1. 针灸治疗急性肝炎导致的黄疸效果较好，但应严格隔离，以防传染。对其他原因引起的黄疸，可采取综合治疗措施。

2. 饮食宜清淡新鲜，不宜过食肥腻甘甜，忌饮酒和辛辣刺激食物。

NOTE

【艾灸】

1. 取穴

脾俞、足三里、胆俞、阳陵泉、三阴交、气海。

2. 方法

脾俞、胆俞、气海用艾灸盒灸，足三里、阳陵泉、三阴交用温和灸。轻者每天 1 次，每穴 15 ~ 20 分钟；重者每日 2 ~ 3 次，每穴 15 ~ 20 分钟。

> [按语]
>
> 1. 艾灸疗法可以改善目黄、肤黄、神疲、畏寒等症状。
>
> 2. 艾灸疗法不适宜阳黄黄疸，一般用于阴黄黄疸患者。
>
> 3. 艾灸疗法期间，宜多饮热开水，饮食宜清淡，忌油腻和辛辣。

【耳针】

1. 取穴

主穴：肝、胰、胆、脾、胃、耳中．

配穴：热重于湿证加小肠；湿重于热证伴食欲不振加三焦；胆腑郁热证伴肝区疼痛加神门、皮质下、交感；疫毒炽盛证（急黄）加膈、风溪、脑垂体；寒湿阻遏证伴腹胀加脑；脾虚湿滞证加神门、心。

2. 方法

（1）毫针法：浅刺双侧耳穴，每次选用 4 ~ 6 穴。耳郭常规消毒后，用毫针对准所选穴位刺入，留针 30 分钟，每日或隔日 1 次。出针时迅速将毫针拔出，除特殊要求外，用消毒干棉球轻压针孔片刻，以防出血。

（2）压籽法：每次取一侧耳穴，两耳交替使用。耳郭常规消毒后，用中药王不留行籽贴压在所选穴位上，边贴边按压，贴紧固定，并嘱患者每日按压耳穴 3 ～ 5 次，以加强刺激。隔日换贴 1 次，5 次为 1 个疗程。如对胶布过敏，及时取下，以免造成耳部水肿。

【熏蒸】

中药配方：降黄散［茵陈∶栀子∶（大黄、山楂、苍术、赤芍、大枣）∶炙甘草］= 5∶2∶1.5∶1。

操作：所有药物按以上比例组合，研成细末，每份 120g 包装备用，每人每次 1 份用量。使用智能中药熏蒸机，按中药熏蒸操作规范流程每天熏蒸 1 次，每次 20 分钟，5 天为 1 个疗程。

NOTE

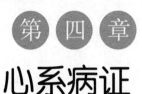

心系病证

第一节　不　寐

一、概述

不寐是以经常不能获得正常睡眠为特征的一类病证，主要表现为睡眠时间、深度的不足，轻者入睡困难，或寐而不酣，时寐时醒，或醒后不能再寐，重则彻夜不寐，常影响人们的正常工作、生活、学习和健康。

二、病因病机

1. 病因

饮食不节，情志失常，劳倦、思虑过度，病后，年迈体虚等。

2. 病机

不寐的病理变化，总属阳盛阴衰，阴阳失交。其病位主要在心，与肝、脾、肾密切相关。不寐的病机有虚实之分，实证由肝郁化火，痰热内扰，阳盛不得入于阴而致；虚证多由心脾两虚，心虚胆怯，心肾不交，水火不济，心神失养，阴虚不能纳阳而发。失眠久病可出现虚实夹杂，实火、湿、痰等病邪与气血阴阳亏虚互相联系，互相转化，临床以虚证多见。

三、辨证分型

（一）实证

1. 肝火扰心证

不寐多梦，甚则彻夜不眠，急躁易怒，伴头晕头胀，目赤耳鸣，口干而苦，不思饮食，便秘溲赤，舌红苔黄，脉弦而数。

2. 痰热扰心证

心烦不寐，胸闷脘痞，泛恶嗳气，伴口苦，头重，目眩，舌偏红，苔黄腻，脉滑数。

（二）虚证

1. 心脾两虚证

不易入睡，多梦易醒，心悸健忘，神疲食少，伴头晕目眩，四肢倦怠，腹胀便溏，面色少华，舌淡苔薄，脉细无力。

2. 心肾不交证

心烦不寐，入睡困难，心悸多梦，伴头晕耳鸣，腰膝酸软，潮热盗汗，五心烦热，咽干少津，男子遗精，女子月经不调，舌红少苔，脉细数。

3. 心胆气虚证

虚烦不寐，触事易惊，终日惕惕，胆怯心悸，伴气短自汗，倦怠乏力，舌淡，脉弦细。

四、适宜技术

【针刺】

1. 治法

交通阴阳，宁心安神。

2. 取穴

以阴跷、阳跷及手少阴经穴为主。

主穴：照海、申脉、神门、三阴交、安眠、四神聪。

配穴：①实证：肝火扰心配行间；痰热扰心配丰隆、劳宫。②虚证：心脾两虚配心俞、脾俞；心肾不交配心俞、肾俞；心胆气虚配心俞、胆俞。

3. 操作

泻申脉，补照海；背俞穴注意针刺的方向、角度和深度；余穴常规针刺。

4. 方义

跷脉主寤寐，司眼睑开阖，照海通阴跷脉，申脉通阳跷脉，可通过调节阴、阳跷脉以安神；神门为心之原穴，可宁心安神；三阴交为肝、脾、肾经的交会穴，可益气养血安神；安眠为治疗失眠的经验效穴；四神聪位于颠顶，入络于脑，可安神定志。

> [按语]
>
> 1. 针刺治疗失眠有较好的疗效，在治疗的同时可配合精神调节和心理治疗。
>
> 2. 治疗前应做相关检查以明确病因，积极治疗原发病。

【艾灸】

1. 取穴

安眠、四神聪、神门、申脉、照海。

2. 方法

安眠、神门采用温和灸，四神聪选取温灸盒灸，申脉、照海回旋灸。

［按语］

1. 艾灸疗法不宜用于肝火、痰火引起的不寐（失眠），对虚证引起的失眠有一定疗效。

2. 艾灸疗法前应完善相关检查，查明病因，积极治疗原发病，适当结合情志调节、心理治疗。

【推拿】

本病采用三部整体推拿法。

1. 头面及颈肩部操作

（1）患者取坐位。术者用一指禅推法从印堂穴向上推至神庭穴，往返 5～6 遍；再从印堂向两侧沿眉弓推至太阳穴，往返 5～6 遍；然后从印堂穴开始沿眼眶周围治疗，往返 3～4 遍。

（2）指按揉印堂、攒竹、睛明、鱼腰、太阳、神庭、角孙、百会，每穴 1～2 分钟。

（3）用扫散法在头两侧胆经循行部位治疗，每侧 20～30 次。拿五经、拿风池、拿肩井，时间 2～3 分钟。

2. 腹部操作

（1）术者用掌摩法先顺时针方向摩腹，再逆时针方向摩腹，时间约 3 分钟。

（2）指按揉中脘、气海、关元，每穴 1～2 分钟。

3. 腰背部操作

（1）患者取俯卧位。术者用㨰法在患者背部、腰部施术，重点在心俞、肝俞、脾俞、胃俞、肾俞、命门等部位，时间约 5 分钟。

（2）用掌推法从背部沿脊柱自上而下推至腰骶部，反复操作 3～4 遍。

以上治疗每次约 25 分钟，每天治疗 1 次，5 次为 1 个疗程。

NOTE

[按语]

1.功能性的失眠用本法较好，器质性病变引起的失眠应重病因治疗。

2.嘱患者多加强户外活动，注意精神方面的调摄，并帮助其解除思想顾虑。

3.嘱患者少饮浓茶、咖啡、酒等兴奋刺激之品，尤其睡前更不宜服用。

【拔罐】

拔罐对于实证不寐疗效较佳。临床多用走罐法，沿背部膀胱经第1侧线，从大杼至肾俞来回推拉走罐，直至皮肤潮红或出现紫红色瘀血。

【刮痧】

（一）实证

1.治法

清肝和胃，安神定志。取督脉、足太阳经、手厥阴经为主，以泻刮为主。

2.处方与操作

泻刮督脉百会穴至前发际的循行线，不必出痧；角揉四神聪穴；泻刮侧头部太阳穴经角孙穴至风池穴连线，不必出痧；泻刮印堂穴经攒竹穴至鱼腰穴的连线，以皮肤微红为度；泻刮督脉哑门穴至命门穴的循行线、足太阳膀胱经第1侧线大杼穴至肾俞穴的循行线，均要求出痧；泻刮手厥阴心包经曲泽穴至劳宫穴的循行线，以皮肤微红为度。

肝火扰心，加角揉肝俞，泻刮行间、侠溪等穴；痰热扰心者，加角揉胃俞、中脘、丰隆等穴。

（二）虚证

1. 治法

健脾益气，滋阴养血，安神定志。取督脉、足太阳经、手少阴经为主，以补刮为主。

2. 处方与操作

补刮督脉百会穴至前发际的循行线，不必出痧；角揉四神聪穴；补刮督脉哑门穴至命门穴的循行线、足太阳膀胱经第 1 侧线大杼穴至肾俞穴的循行线，不必强求出痧；补刮手少阴心经少海穴至神门穴的循行线，以皮肤微红为度；角揉内关、三阴交等穴。

心脾两虚者，加角揉脾俞、足三里穴；心肾不交者，加角揉劳宫、肾俞、太溪等穴；心胆气虚者，加角揉心俞、胆俞穴。

> ［按语］
>
> 1. 刮痧治疗不寐有较好的疗效，治疗当日患者症状即有改善，并可逐渐解除对安眠药物的依赖。
>
> 2. 刮痧后饮用 200 ～ 300mL 温开水。
>
> 3. 不寐应间隔 5 ～ 6 日刮痧 1 次，连续 4 次为 1 个疗程，休息 1 周后再开始第 2 个疗程，应坚持治疗 2 ～ 3 个疗程。

【敷贴】

药物组成：黄连、肉桂、磁石、龙骨、酸枣仁、柏子仁各等量。

操作：研末，取适量醋调，敷贴于涌泉、内关、心俞、肾俞穴，每日 1 次。

【耳针】

1. 取穴

主穴：神门、心、枕、皮质下、交感、缘中。

配穴：①实证：肝火扰心证加肝；痰热扰心证加胃、脾。②虚证：

心脾两虚证加脾；心肾不交证加肾；心胆气虚证加内分泌、胰胆、肾上腺。

2. 方法

（1）压籽法：每次取一侧耳穴，两耳交替使用。耳郭常规消毒后，按操作常规，用中药王不留行籽贴压在所选穴位上，边贴边按压，贴紧固定，并嘱患者每日按压耳穴 3～5 次，以加强刺激。隔日换贴 1 次，5 次为 1 个疗程。如对胶布过敏，及时取下，以免造成耳部水肿。

（2）毫针法：每次选 3～5 个穴位，用 75% 乙醇消毒耳郭相应部位，在选好穴位处捻入或插入进针，每隔 10～15 分钟行针一次，留针 20～30 分钟，留针时间可适当延长。每日或隔日一次，5～7 天为 1 个疗程。出针时迅速将毫针拔出，用消毒干棉球轻压针孔片刻，以防出血。

（3）埋针法：常规消毒，把揿针或皮内针刺入上述耳穴，胶布固定。每次针刺一侧耳穴，隔 2～4 天换针另一侧耳穴，10 次为 1 个疗程。埋针期间不可将埋针处弄湿以防感染，若洗头洗澡应先将揿针或皮内针取出后再洗。疗程间休息 7 天。

【熏蒸】

1. 方法一

中药配方：雁日红 300g，夜交藤 300g，丹参 50g，苦参根 300g。加水 300mL，煎至 1500mL 分瓶装，每瓶 500mL。

操作：每次取 250mL 以及 5% 薄荷醑 2mL 加入头罩式焗油机进行熏蒸治疗。每日 2 次，12 日为 1 个疗程。

2. 方法二

中药配方：熟地黄 20g，山药 20g，茯苓 15g，牡丹皮 15g，山茱萸 30g，五味子 25g，枸杞子 15g，酸枣仁 15g，柏子仁 15g，当归 15g，龙齿 30g，朱砂 10g，黄连 15g，炙甘草 10g。

操作：患者躺在治疗舱内（头露舱外），温度控制在 39～43℃，每次 20 分钟，每日熏蒸 1 次。

3. 方法三

中药配方：夜交藤、雁日红、苦参根、丹参、酸枣仁、茯神柏仁各100g，加水至3000mL，煎至1500mL分瓶装，每瓶500mL。

操作：每次取上药250mL及5%薄荷醋2mL加于头部熏蒸治疗仪内，进行头部熏蒸，每次治疗时间为30分钟，每日2次，7日为1个疗程。

NOTE

第二节　心　悸

一、概述

心悸是指病人自觉心中悸动、惊惕不安甚则不能自主的一种病证。病情较轻者为惊悸，病情较重者为怔忡。

二、病因病机

1. 病因

体虚劳倦、七情所伤、感受外邪、药食不当皆可致心悸。

2. 病机

心悸的基本病机是气血阴阳亏虚，心失所养，或邪扰心神，心神不宁。心悸的病位在心，与肝、脾、肾、肺四脏密切相关。病理性质主要有虚实两方面。虚者为气、血、阴、阳亏损，使心失滋养，而致心悸；实者多由痰火扰心，水饮上凌，或心血瘀阻，气血运行不畅而引起。心悸的病理因素包括气滞、血瘀、痰浊、水饮。阴虚者常兼火盛或痰热；阳虚易夹水饮、痰湿；气血不足者，易见气血瘀滞、痰浊。虚实之间可以相互夹杂或转化，实证日久，病邪伤正，可分别兼见气、血、阴、阳之亏损，而虚证也可因虚致实，兼见实证表现。

三、辨证分型

（一）虚证

1. 心虚胆怯证

心悸不宁，善惊易恐，坐卧不安，不寐多梦而易惊醒，恶闻声响，食少纳呆，苔薄白，脉细略数或细弦。

2. 心血不足证

心悸气短，头晕目眩，失眠健忘，面色无华，倦怠乏力，纳呆食少，舌淡红，脉细弱。

3. 阴虚火旺证

心悸易惊，心烦失眠，五心烦热，口干，盗汗，思虑劳心则症状加重，伴耳鸣腰酸，头晕目眩，急躁易怒，舌红少津，苔少或无，脉细数。

4. 心阳不振证

心悸不安，胸闷气短，动则尤甚，面色苍白，形寒肢冷，舌淡苔白，脉虚弱或沉细无力。

（二）实证

1. 水饮凌心证

心悸眩晕气急，胸闷痞满，渴不欲饮，小便短少，或下肢浮肿，形寒肢冷，伴恶心、欲吐、流涎，舌淡胖，苔白滑，脉弦滑或沉细而滑。

2. 瘀阻心脉证

心悸不安，胸闷不舒，心痛时作，痛如针刺，唇甲青紫，舌质紫暗或有瘀斑，脉涩或结或代。

NOTE

四、适宜技术

【针刺】

1. 治法

宁心定悸。

2. 取穴

以心和心包的背俞穴、募穴，局部阿是穴，手太阳、足少阳经穴为主。

主穴：心俞、厥阴俞、巨阙、膻中、神门、内关。

配穴：①虚证：心虚胆怯配胆俞、日月；心血不足配脾俞、足三里；心阳不振配至阳、关元；阴虚火旺配太溪、三阴交。②实证：瘀阻心脉配膈俞；水饮凌心配水分、阴陵泉。

3. 操作

心俞、厥阴俞、巨阙不可深刺，以免伤及内脏。余穴均常规刺。除阴虚火旺外，可加灸。

4. 方义

心俞、厥阴俞、巨阙、膻中分别为心和心包的背俞穴、募穴，属俞募配穴法，可调心气以定悸，不论何种心悸皆可用之；神门为心之原穴，可宁心定悸；内关为心包经的络穴，功在宁心通络，安神定悸。

[按语]

1. 针刺治疗心悸有较好疗效。心悸可因多种疾病引起，在针灸治疗的同时应积极查找原发病，针对病因进行治疗。

2. 在器质性心脏病出现心衰倾向时，应及时采取综合治疗措施，以免延误病情。

NOTE

【艾灸】

1. 取穴

心俞、厥阴俞、膻中、巨阙。

2. 方法

心俞、厥阴俞采用温灸盒灸，膻中、巨阙选用温和灸。

[按语]

1. 艾灸疗法不适用于阴虚火旺引起的心悸。

2. 心悸可由多种疾病引起，应及时查明病因，积极治疗原发病。

3. 若是心脏病出现心衰趋向，应该及时采取综合治疗，避免耽误病情。

【推拿】

本病采用以胸背部推拿为主。

1. 头面部操作

推印堂、眉弓5～10遍。自上而下推桥弓，先推左侧，再推右侧，每侧约1分钟，然后按揉百会、风池2～3分钟。同时测脉搏，以脉搏90次/分以下为度。

2. 胸背部操作

一指禅推法推心俞、肺俞、膈俞，揉膻中，摩中府、云门，操作时间约10分钟。

3. 上肢部操作

按揉双内关、神门，拿双上肢。操作时间约6分钟。

以上治疗每次约25分钟，每天治疗1次，5次为1个疗程。

NOTE

［按语］

1. 推拿治疗主要针对头面部及安神要穴、胸背部相关脏腑俞募配穴，结合上肢及心经、心包经腧穴，以达到养心、安神、定悸之效。若是功能性的疾病，大多呈阵发性，经推拿治疗很快缓解，预后良好。

2. 若是器质性病变所致的心悸，在推拿治疗的同时应积极配合药物治疗，以免贻误病情。

3. 心悸患者应保持精神乐观，情绪稳定，适量活动，生活规律，饮食有节。如发现变证、加重先兆症状，做好急救准备。

【拔罐】

实证选择心俞、郄门、内关、巨阙。虚证选择心俞、厥阴俞、巨阙。采用留罐法，选 4～6 个穴位，用闪火法拔罐，留置 15～20 分钟。

【刮痧】

（一）虚证

1. 治法

调补阴阳，养血益气，安神定志。取任脉、足太阳经、手少阴经，以补刮为主。

2. 处方与操作

补刮足太阳膀胱经第 1 侧线大杼穴至肾俞穴的循行线，不必强求出痧；补刮两侧夹脊穴 2～3 遍至皮肤微红；补刮任脉紫宫穴至巨阙穴的循行线，不必强求出痧；补刮手少阴心经少海穴至神门穴的循行线，以皮肤微红为度；角揉内关穴。

心虚胆怯者，加角揉胆俞、心俞穴；心血不足者，加角揉脾俞、足三里穴；阴虚火旺者，加角揉肾俞、太溪穴；心阳不振者，加补刮督脉陶道穴至神道穴循行线，以皮肤微红为度。

（二）实证

1. 治法

蠲化痰饮，活血化瘀，镇惊定志。取任脉、足太阳经、手厥阴经，以泻刮为主。

2. 处方与操作

泻刮足太阳膀胱经第 1 侧线大杼穴至肾俞穴的循行线，要求出痧；泻刮两侧夹脊穴 3 ～ 5 遍至皮肤微红；泻刮任脉璇玑穴至巨阙穴循行线，以皮肤微红为度；泻刮手厥阴心包经曲泽穴至劳宫穴的循行线，以皮肤微红为度；角揉大陵、神门等穴。

水饮凌心者，加角揉水分、阴陵泉穴；瘀阻心脉者，加角揉膈俞、血海穴。

[按语]

1. 刮痧治疗心悸有较好疗效，可明显改善症状，其中对于夹脊穴的刺激非常重要。

2. 刮痧后饮用 300 ～ 400mL 温开水。

3. 心悸患者应间隔 3 ～ 6 日刮痧 1 次，连续 4 次为 1 个疗程，休息 1 周后再开始第 2 个疗程，应坚持治疗 2 ～ 3 个疗程。

【敷贴】

药物组成：黄连、肉桂、吴茱萸、远志。

操作：按 4 : 1 : 1 : 1 比例，干燥研粉，加醋调制。睡前取适量敷贴于内关、涌泉，晨起去掉，每天 1 次，4 周为 1 个疗程。

【耳针】

1. 取穴

主穴：心、交感、神门。

配穴：①虚证：心虚胆怯证加胰胆、肾上腺；心血不足证加脾；阴虚火旺证加耳背降压沟；心阳不振证加肾上腺、内分泌。②实证：水饮

NOTE

凌心证加三焦、小肠；瘀阻心脉证加膈。

2. 方法

（1）毫针法：发作期先用耳毫针，每次选3～5个穴位，用75%乙醇消毒耳郭相应部位，在选好穴位处捻入或插入进针，每隔10～15分钟行针一次，留针20～30分钟，每日或隔日一次，5～7天为1个疗程。出针时迅速将毫针拔出，用消毒干棉球轻压针孔片刻，以防出血。

（2）压籽法：症状缓解后可改用耳穴压丸，每次取一侧耳穴，两耳交替使用。耳郭常规消毒后，按操作常规，用中药王不留行籽贴压在所选穴位上，边贴边按压，贴紧固定，并嘱患者每日按压耳穴3～5次，以加强刺激。隔日换贴1次，5次为1个疗程。如对胶布过敏，及时取下，以免造成耳部水肿。

（3）刺血法：阴虚火旺证患者，每次取一侧耳穴，左右耳交替进行，按摩耳郭使其充血后，以75%乙醇做常规消毒，用注射针头点刺耳背降压沟，每隔3天治疗1次，出血量为10～20滴。

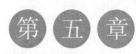

第五章

脑系病证

第一节 眩 晕

一、概述

眩是指眼花或眼前发黑，晕是指头晕甚或感觉自身或外界景物旋转，二者常同时并见，故统称为"眩晕"。轻者闭目即止；重者如坐车船，旋转不定，不能站立，或伴有恶心、呕吐、汗出，甚则昏倒等症状。

眩晕最早见于《内经》，称之为"眩冒"。《素问·至真要大论》云："诸风掉眩，皆属于肝。"《灵枢·海论》曰："髓海不足，则脑转耳鸣，胫酸眩冒。"《丹溪心法》强调"无痰则不作眩"，《景岳全书》强调"无虚不能作眩"。《医学正传》则云："眩运者，中风之渐也。"

二、病因病机

1.病因

情志不遂，年高肾亏，病后体虚，饮食不节，跌仆损伤。

2.病机

眩晕的基本病机主要是脑髓空虚，清窍失养，或痰火上逆，扰动清窍。本病的病位在头窍，其病变脏腑与肝、脾、肾三脏相关。其常见病理因素有风、火、痰、瘀。眩晕的病性以虚者居多，气虚血亏、髓海空虚、肝肾不足所导致的眩晕多属虚证，因痰浊中阻、瘀血阻络、肝阳上亢所导致的眩晕属实证或本虚标实证。

在眩晕的病变过程中，各个证候之间相互兼夹或转化。如脾胃虚弱，气血亏虚而生眩晕，而脾虚又可聚湿生痰，二者相互影响，临床上可以表现为气血亏虚兼有痰湿中阻的证候。如痰湿中阻，郁久化热，形成痰火为患，甚至火盛伤阴，形成阴亏于下，痰火上蒙的复杂局面。再如肾精不足，本属阴虚，若阴损及阳，或精不化气，可以转为肾阳不足或阴阳两虚之证。此外，风阳每夹有痰火，肾虚可以导致肝旺，久病入络形成瘀血，故临床常形成虚实夹杂之证候。

三、类证鉴别

1. 眩晕与中风

中风以猝然昏仆、不省人事、口舌歪斜，半身不遂，失语，或不经昏仆，仅以喎僻不遂为特征。眩晕之甚者晕倒与中风昏仆相似，但晕倒者记忆空白，瞬间即清，且无半身不遂、口舌歪斜诸症。也有部分中风病人，以眩晕、头痛为其先兆表现，故临证当注意中风与眩晕的区别与联系。

2. 眩晕与厥证

厥证以突然昏仆，不省人事，四肢厥冷为特征，发作后可在短时间内苏醒，严重者可一厥不复而死亡。眩晕严重者也有欲仆或晕旋仆倒的表现，但眩晕病人记忆空白，意识并不丧失。

四、辨证分型

（一）实证

1. 肝阳上亢证

眩晕，耳鸣，头目胀痛，口苦，失眠多梦，遇烦劳郁怒而加重，甚则仆倒，颜面潮红，急躁易怒，肢麻震颤，舌红苔黄，脉弦或数。

NOTE

2. 痰湿中阻证

眩晕，头重昏蒙，或伴视物旋转，胸闷恶心，呕吐痰涎，食少多寐，舌苔白腻，脉濡滑。

3. 瘀血阻窍证

眩晕时作，心悸不寐，健忘神疲，恍惚，唇紫，舌有瘀斑，脉涩。

（二）虚证

1. 气血亏虚证

眩晕动则加剧，劳累即发，面色淡白，神疲乏力，倦怠懒言，唇甲不华，发色不泽，心悸少寐，纳少腹胀，舌淡苔薄白，脉细弱。

2. 肾精不足证

眩晕日久不愈，精神萎靡，腰酸膝软，少寐多梦，健忘，两目干涩，视力减退，或遗精滑泄，耳鸣齿摇。或颧红咽干，五心烦热，舌红少苔，脉细数；或面色白，形寒肢冷，舌淡嫩，苔白，脉弱尺甚。

五、适宜技术

【针刺】

（一）实证

1. 治法

平肝潜阳，和胃化痰。

2. 取穴

以督脉、足厥阴、足阳明经穴为主。

主穴：百会、风池、太冲、内关、丰隆。

配穴：肝阳上亢配行间、率谷；痰湿中阻配中脘、阴陵泉；瘀血阻窍配膈俞、阿是穴。

3. 操作

针刺风池穴应正确把握进针的方向、角度和深度。其他腧穴常规刺法。

4. 方义

眩晕病位在脑，脑为髓之海，督脉入络脑，故治疗首选位于颠顶之百会穴，可清头目、止眩晕；风池位于头部，局部取穴，舒调头部气机；太冲为肝之原穴，可平肝潜阳；内关为八脉交会穴，通阴维脉，既可宽胸理气，和中止呕，又与太冲同名经配穴，加强平肝之功；丰隆健脾除湿、化痰定眩。

（二）虚证

1. 治法

补益气血，益精填髓。

2. 取穴

以督脉穴及肝、肾的背俞穴为主。

主穴：百会、风池、肝俞、肾俞、足三里。

配穴：气血亏虚配脾俞、气海；肾精不足配悬钟、太溪。

3. 操作

针刺风池穴应正确把握进针的方向、角度和深度。其他腧穴常规刺法。

4. 方义

眩晕病位在脑，脑为髓之海，督脉入络脑，故治疗首选位于颠顶之百会穴，可清头目、止眩晕；风池位于头部，局部取穴，疏调头部气机；肝俞、肾俞可调补肝肾，益精填髓；足三里补益气血、充髓止晕。

[按语]

1. 针灸治疗本病效果较好，但应分清标本缓急。眩晕急重者，先治其标；眩晕较轻或发作间歇期，注意求因治本。

2. 治疗的同时应注意做相关检查以确定病因。如测查血红蛋白、红细胞计数，测定血压、心电图、电测听、脑干诱发电位、眼震电图及颈椎X线片等，如需要还应做CT、MRI。应注意与中风、厥证鉴别。

NOTE

【艾灸】

1.取穴

百会、风池、头维、太阳、悬钟。

2.方法

百会选用温灸架灸，风池、头维、太阳可以选择温和灸，悬钟适合温灸盒灸。每穴 5～10 分钟，每周 2～3 次为宜。

> ［按语］
>
> 1.艾灸疗法可以改善眩晕不舒适的症状。
>
> 2.眩晕肝阳上亢型患者禁灸。
>
> 3.艾灸疗法期间，宜多饮热开水，保持室内通风，少去公共场所。

【推拿】

本病采用常规推拿法。

1.头面及颈部操作

（1）按揉睛明、攒竹、太阳、鱼腰、四白，每穴 1～2 分钟。

（2）接上势，推印堂至发际，分推额部、眼眶部，抹太阳至颞侧 5～8 遍；直推督脉经（项部），拿风池、风府，3～5 分钟。

2.腰背部操作

横擦五脏俞及膈俞，以透热为度。直推背部膀胱经 5～10 遍。

3.四肢部操作

（1）按揉曲池、神门、阳陵泉，擦涌泉，操作 8～10 分钟。

（2）接上势，拿上肢，屈侧力量重，伸侧宜轻。按揉下肢内侧 3～5 分钟。

以上治疗每次约 25 分钟，每天治疗 1 次，5 次为 1 个疗程。

[按语]

1.治疗本病手法宜轻柔，避免强刺激，尤其是头面部操作时，不要使患者的头部前后左右晃动，以免加重眩晕之不适。

2.嘱病人忌食烟、酒、咖啡、浓茶等刺激性食物，调养情志，避免过度劳累。

【拔罐】

实证眩晕选择风池、大椎、太阳。虚证眩晕选择膈俞、足三里。采用留罐法，每次 4～6 个穴位，留置 15～20 分钟。

【刮痧】

（一）实证

1.治法

平肝化痰，清利头目。取督脉、足少阳经、足太阳经为主，以泻刮为主。

2.处方与操作

泻刮督脉百会穴至前发际、百会穴至后发际的循行线，泻刮太阳穴经角孙穴至风池穴的连线，均不必出痧；泻刮足少阳胆经风池穴经肩井穴至肩峰的循行线、足太阳膀胱经第 1 侧线大杼穴至肾俞穴的循行线，均要求出痧。

肝阳上亢者，加泻刮太冲穴至行间穴循行线，角揉太溪穴；痰浊中阻者，加角揉中脘、阴陵泉、丰隆等穴。

（二）虚证

1.治法

补养气血，填精益脑。取督脉、足太阳经为主，以补刮为主。

2.处方与操作

补刮督脉百会穴至前发际、百会穴至后发际的循行线，补刮太阳穴经角孙穴至风池穴的连线，均不必出痧；补刮足太阳膀胱经的第 1 侧线

NOTE

大杼穴至肾俞穴的循行线，不必强求出痧。

气血亏虚者，加角揉脾俞、气海、足三里等穴；肝精不足者，加角揉三阴交、悬钟、太溪等穴。

［按语］

1. 刮痧治疗眩晕有较好的疗效。特别对于高血压、低血压、梅尼埃病所致眩晕有较好的疗效。

2. 刮痧后饮用 300 ～ 400mL 温开水。

【敷贴】

药物组成：冰片 20g，枳实 30g，菊花 30g，夏枯草 30g，牛膝 50g，白芍 50g，知母 50g，生地黄 60g，天麻 60g，田七 60g。

操作：将以上诸药打磨成细粉，混匀备用。用时取药粉 5g，蜂蜜调制搓丸，贴于大椎、内关、涌泉、风池穴，每次贴敷 6 ～ 8 小时，每天 1 次，4 周为 1 个疗程。

【耳针】

1. 取穴

主穴：肾上腺、皮质下、枕、交感、肝、角窝上、耳背沟。

配穴：①实证：肝阳上亢证加耳尖、耳背静脉、神门；痰湿中阻证加脾、三焦；瘀血阻窍证加膈、神门。②虚证：气血亏虚证加肾、心；肾精不足证加肾、内分泌。

2. 方法

（1）毫针法：每次选 3 ～ 5 个穴位，用 75% 乙醇消毒耳郭相应部位，在选好穴位处捻入或插入进针，肝阳上亢型用泻法，肝肾阴虚和阴阳两虚型用补法，每隔 10 ～ 15 分钟行针一次，留针 20 ～ 30 分钟，每日或隔日 1 次，5 ～ 7 天为 1 个疗程。出针时迅速将毫针拔出，用消毒干棉球轻压针孔片刻，以防出血。在穴位敏感点进针。

（2）压籽法：每次取一侧耳穴，两耳交替使用。耳郭常规消毒后，按操作常规，用中药王不留行籽贴压在所选穴位上，在耳背降压沟可串压 3 ～ 5 粒。早期，选用阳性反应穴位，按压法强刺激，可配耳尖放血；中期，全部穴位用平补平泻法；晚期，心、肾两穴用轻柔按摩补法，其余穴用平补平泻法。每次压一侧耳穴，边贴边按压，贴紧固定，并嘱患者每日按压耳穴 3 ～ 5 次，以加强刺激。隔日换贴 1 次，5 次为 1 个疗程。如对胶布过敏，及时取下，以免造成耳部水肿。

（3）埋针法：用 75% 乙醇擦拭耳郭相应部位。耳背沟用皮内针，其余穴位用揿针，把皮内针或揿针刺入耳穴，用医用胶布固定并适度按压。嘱患者定时按压，每次埋针一侧耳穴，3 ～ 5 天换埋另一侧耳穴，出针时消毒埋针部位。7 次为 1 个疗程，疗程间休息 2 周。

（4）刺血法：每次取一侧耳穴，左右耳交替进行，按摩耳郭使其充血后，以 75% 乙醇做常规消毒，再用注射针头点刺耳尖、耳背静脉及枕，每隔 3 天治疗 1 次，每个穴位出血量为 10 ～ 20 滴。

NOTE

第二节　头　痛

一、概述

头痛是临床常见的自觉症状，可单独出现，亦见于多种疾病的过程中。本节所讨论的头痛，是指因外感六淫、内伤杂病而引起的，以头痛为主要表现的一类病证。若头痛属某一疾病过程中所出现的兼症，不属于本节讨论范围。

二、病因病机

1.病因

感受外邪，情志失调，先天不足或房事不节，饮食劳倦及体虚久病，头部外伤或久病入络。

2.病机

头痛可分为外感和内伤两大类。其基本病机，外感者为外邪上扰清空，壅滞经络，络脉不通；内伤者或肝阳上扰，或瘀血阻络，或头目失荣而发头痛。头痛的病位多在肝、脾、肾三脏。病理因素涉及痰湿、风火、血瘀。病理性质有虚有实。外感头痛一般病程较短，治疗养护得当则少有转化。内伤头痛大多起病较缓，病程较长，病性较为复杂，一般来说，气血亏虚、肾精不足之头痛属虚证，肝阳、痰浊、瘀血所致之头痛多属实证。虚实在一定条件下可以相互转化。例如痰浊中阻日久，脾胃受损，气血生化不足，营血亏虚，不荣头窍，可转为气血亏虚之头痛。肝阳、肝火日久，阳热伤阴，肾虚阴亏，可转为肾精亏虚的头痛，或阴虚阳亢，虚实夹杂之头痛。各种头痛迁延不愈，病久入络，又可转变为瘀血头痛。

三、类证鉴别

真头痛与一般头痛鉴别

真头痛为头痛的一种特殊重症，呈突发性剧烈头痛，持续不解，阵发加重，常伴有喷射性呕吐，肢厥，抽搐，本病凶险，应与一般头痛区别。

四、辨证分型

（一）外感头痛

1. 风寒头痛

头痛连及项背，常有拘急收紧感，或伴恶风畏寒，遇风尤剧，口不渴，苔薄白，脉浮紧。

2. 风热头痛

头痛而胀，甚则头胀如裂，发热或恶风，面红目赤，口渴喜饮，大便不畅，或便秘，溲赤，舌尖红，苔薄黄，脉浮数。

3. 风湿头痛

头痛如裹，肢体困重，胸闷纳呆，大便或溏，苔白腻，脉濡。

（二）内伤头痛

1. 肝阳头痛

头昏胀痛，两侧为重，心烦易怒，夜寐不宁，口苦面红，或兼胁痛，舌红苔黄，脉弦数。

2. 血虚头痛

头痛隐隐，时时昏晕，心悸失眠，面色少华，神疲乏力，遇劳加重，舌质淡，苔薄白，脉细弱。

3. 痰浊头痛

头痛昏蒙，胸脘满闷，纳呆呕恶，舌苔白腻，脉滑或弦滑。

4. 肾虚头痛

头痛且空，眩晕耳鸣，腰膝酸软，神疲乏力，滑精带下，舌红少苔，脉细无力。

5. 瘀血头痛

头痛经久不愈，痛处固定不移，痛如锥刺，或有头部外伤史，舌紫暗，或有瘀斑、瘀点，苔薄白，脉细或细涩。

五、适宜技术

【针刺】

1. 治法

调和气血，通络止痛。

2. 取穴

以局部穴为主，配合循经远端取穴。

主穴：阳明头痛取头维、印堂、阳白、阿是穴、合谷、内庭；少阳头痛取太阳、丝竹空透率谷、风池、阿是穴、外关、侠溪；太阳头痛取天柱、后顶、风池、阿是穴、后溪、申脉；厥阴头痛取百会、四神聪、阿是穴、太冲、中冲。

配穴：①外感头痛配风府、列缺。②内伤：肝阳头痛配行间、太溪；血虚头痛配三阴交、足三里；痰浊头痛配丰隆、中脘；瘀血头痛配血海、膈俞。

3. 操作

毫针常规针刺。风池穴应严格掌握针刺方向和深度，防止伤及延髓；瘀血头痛可点刺出血。头痛急性发作时每日治疗 1～2 次，慢性头痛每日或隔日治疗 1 次。

4. 方义

取头部腧穴调和气血，通络止痛。合谷与内庭、外关与侠溪、后溪与申脉、太冲与中冲分属于手足阳明经、手足少阳经、手足太阳经、手足厥阴经，每组两穴为同名经配合，一上一下，同气相求，疏导阳明、少阳、太阳、厥阴经气血。

[按语]

1. 针刺治疗头痛的疗效主要取决于头痛的原因和类型，总体而言，功能性头痛用针刺疗法效果较好。

2. 对于多次治疗无效或逐渐加重者，要查明原因，尤其要排除颅内占位性病变。

3. 头痛患者在治疗期间，应禁烟酒，适当参加体育锻炼，避免过劳和精神刺激，注意休息。

【艾灸】

1. 取穴

百会、印堂、头维、太阳、阳白、合谷、风池、外关。

2. 方法

百会选用温灸架灸；印堂、阳白可以选择回旋灸；风池、头维、太阳适合温和灸；外关、合谷选用温灸盒灸。每周 2～3 次，每穴 5～10 分钟。

[按语]

1. 艾灸疗法过程中应保持艾条与施灸部位间的距离，切勿烧伤头发。

2. 肝阳头痛患者禁灸。

3. 艾灸疗法期间，宜多饮热开水，保持室内通风，少去公共场所。

NOTE

【推拿】

本病采用两部推拿法。

1. 头面部操作

（1）患者取仰卧位。术者先用一指禅推法从印堂穴开始向上沿发际至头维、太阳穴，往返 5～6 遍。

（2）接上势，用拇指分推法从印堂穴开始经鱼腰、太阳至耳前，反复分推 3～5 遍。然后指按揉印堂、攒竹、鱼腰、阳白、太阳、百会、四神聪，每穴约 1 分钟。

（3）接上势，用指尖击法从前额部向后颈部反复叩击 1～2 分钟。用五指拿法从前额发际处拿至风池穴处，反复操作 3 分钟左右。用梳法从前额发际至后颈发际处，反复操作约 1 分钟。

2. 颈肩部操作

（1）用拿法从风池穴拿至大椎穴两侧，反复操作 3 分钟左右，接着用一指禅推法沿颈部两侧膀胱经、督脉上下往返治疗 3 分钟左右。

（2）接上势，用拿法拿风池穴、肩井穴各约 1 分钟。

以上治疗每次约 25 分钟，每天治疗 1 次，5 次为 1 个疗程。

[按语]

1. 推拿虽对缓解头痛症状有较好的疗效，但临床上必须审证求因，明确其发病原因，因颅内器质性病变及脑外伤所致之头痛不宜用推拿治疗。

2. 患者平素宜慎起居，适寒温，以防外感，戒烟酒，以免诱发头痛。

3. 痰浊头痛者饮食宜清淡，勿进食肥甘厚腻之品，以免助湿生痰；肝阳头痛者宜调情志，注意劳逸结合。

【拔罐】

拔罐疗法治疗头痛，疗效较好，尤其对于外感头痛常有立竿见影之效。临床具体操作时，要注意辨经选穴。

阳明头痛：头维、阳白、阿是穴；少阳头痛：太阳、阿是穴；太阳头痛：风门、阿是穴；厥阴头痛：肝俞、阿是穴、太冲、中冲。每次选取 4 ～ 6 个穴位，常规留罐 5 ～ 10 分钟。每周 2 ～ 3 次，10 次为 1 个疗程。

【刮痧】

（一）外感头痛

1. 治法

疏散外邪，清利止痛。取督脉、足太阳经、足少阳经，以泻刮为主。

2. 处方与操作

泻刮督脉百会穴经风府穴至命门穴的循行线、足少阳胆经风池穴经肩井穴至肩峰的循行线、足太阳膀膀胱经第 1 侧线大杼穴至肾俞穴的循行线，均要求出痧；角揉太阳、列缺穴。

风寒头痛者，加泻刮前发际至印堂的督脉循行线，以皮肤微红为度，角揉合谷穴；风热头痛者，加角揉外关、曲池、合谷、鱼际等穴；风湿头痛者，加角揉阴陵泉穴，采用拍法拍击曲泽、委中出痧；阳明头痛者，加角揉合谷、内庭穴；少阳头痛者，加角揉率谷、外关穴；太阳头痛者，加角揉天柱、后溪、昆仑等穴；厥阴头痛者，加角揉百会穴、太冲穴。

（二）内伤头痛

1. 治法

调理脏腑，疏利止痛。取足少阳经、足太阳经，以泻刮为主。

NOTE

2. 处方与操作

泻刮以百会穴为中心向前至神庭穴，向左右至角孙穴，向后至哑门穴的全头部，不必出痧；平刮足少阳胆经风池穴经肩井穴至肩峰的循行线、足太阳膀胱经第1侧线大杼穴至肾俞穴的循行线，均要求出痧；角揉头维、太阳、曲鬓、合谷等穴，手法不宜过重。

肝阳头痛者，加泻刮足厥阴肝经太冲穴至行间穴的循行线，角揉肾俞、太溪穴；痰湿头痛者，加角揉丰隆、阴陵泉穴；血虚头痛者，加角揉脾俞、胃俞、足三里等穴；肾虚头痛者，加角揉三阴交、太溪穴；血瘀头痛者，加角揉膈俞穴、血海穴。

> ［按语］
>
> 1.刮痧治疗头痛有较好的疗效，尤其对外感头痛有立竿见影之效。
>
> 2.刮痧后饮用300～400mL温开水。
>
> 3.刮痧当日最好休息1天，以利病情恢复。

【敷贴】

药物组成：斑蝥1只（焙干，研为细末），姜汁、面粉适量。

操作：共调为糊状。左侧头痛贴左太阳穴，右侧头痛贴右太阳穴，全头痛贴双侧太阳穴。贴后卧床休息3～4个小时后，去除，多见皮肤小水疱。小水疱不宜刺破，使其自行吸收。每周1次，3次为1个疗程。

【耳针】

1. 取穴

主穴：头痛对应耳穴部位、缘中、神门、皮质下。

配穴：①外感：风寒头痛加枕；风热头痛加耳尖、耳背静脉、肺、大肠。②内伤：肝阳头痛加耳尖、耳背静脉肝、颞、胰胆、三焦；血虚头痛加脾、心、肾上腺；痰浊头痛加胃、大肠；肾虚头痛加肾、肾上腺；瘀血头痛加耳尖、耳背静脉、膈。

2. 方法

（1）压籽法：每次取一侧耳穴，两耳交替使用。耳郭常规消毒后，按操作常规，用中药王不留行籽贴压在所选穴位上，边贴边按压，贴紧固定，并嘱患者每日按压耳穴3～5次，以加强刺激。隔日换贴1次，5次为1个疗程。如对胶布过敏，及时取下，以免造成耳部水肿。

（2）毫针法：每次选3～5个穴位，用75%乙醇消毒耳郭相应部位，在选好穴位处捻入或插入进针，实证头痛用泻法，强刺激，留针30分钟，间隔5分钟捻转一次；虚证用补法，浅刺，弱刺激，留针10～15分钟，每日或隔日一次，5～7天为1个疗程。出针时迅速将毫针拔出，用消毒干棉球轻压针孔片刻，以防出血。

（3）刺血法：每次取一侧耳穴，左右耳交替进行，按摩耳郭使其充血后，以75%乙醇做常规消毒，再用注射针头点刺耳尖、耳背静脉及病变相应耳穴部位，每隔3天治疗1次，每个穴位出血量为10～20滴。适用于实证头痛。

（4）埋针法：用75%乙醇擦拭耳郭相应部位。把皮内针或揿针刺入耳穴，用医用胶布固定并适度按压。嘱患者定时按压，每次埋针一侧耳穴，3～5天换埋另一侧耳穴，出针时消毒埋针部位。7次为1个疗程，疗程间休息2周。

【熏蒸】

1. 方法一

中药配方：透骨草30～60g，川芎30g，白芷15g，细辛15g，白僵蚕（1岁1个）。风热型加连翘30g，薄荷9g，菊花20g；风寒型加荆芥15g，防风15g，羌活15g；瘀血型加升麻10g，柴胡15g，赤芍20g；痰浊型加半夏15g，天麻10g，白术15g，枸杞子20g。

操作：将上药置砂锅内水煎20分钟，将药汁150～200mL倒入保温容器中，取一厚纸，中间捣一小孔约手指大小，覆盖于保温容器中上，熏蒸其痛侧耳孔及疼痛部位 10～20 分钟，每日 2～3 次，每剂可用 2 天，每次熏蒸后避风 1 小时。

2. 方法二

中药配方：生川乌、生草乌、生南星、羌活、独活、防风、麻黄、细辛各 10g，川芎、白芷各 15g，晚蚕沙、油松节各 40g，僵蚕 30g，生姜 25g，川椒 6g，连须葱白 5 根，白酒 100mL。

操作：先将生川乌、生草乌、生南星、生南星、僵蚕、油松节放入砂锅内，放开水 6 碗，煮沸 30 分钟后，再加羌活、独活、防风、麻黄、细辛、晚蚕沙、川芎煮 10 分钟，在临用前将生姜、连须葱白、白酒放入，用厚纸将砂锅口糊封，待沸时，视其疼痛部位大小，盖纸中心开一孔，令患者疼痛部位对准纸孔，满头痛者，头部对准砂锅口（两目紧闭或用毛巾包之），上面覆盖一块大方巾罩住头部，以热药气熏至头部出汗时，再熏 2～3 分钟，后将药液倒入盆中（去渣），用其余热再熏，药液能下手时，以药液洗头，洗后用毛巾擦干，再用一块干毛巾将头全包，蒙头盖厚被取汗。每日 1 剂，每晚 1 次，每次熏蒸 10～15 分钟。熏洗当晚忌风，病愈后忌食刺激性食物，愈后可继续用本方 1～2 剂。

3. 方法三

中药配方：川芎 12g，白芍 20g，白芷 10g，胆南星 9g，三七 6g，僵蚕 10g，菊花 10g，白蒺藜 20g。加减：肝阳头痛者加天麻 10g，钩藤 15g；肾虚头痛者加山药 15g，枸杞子 12g；血虚头痛者去川芎 12g，加当归 20g，生地黄 15g；痰浊头痛者加半夏 9g。太阳头痛者加蔓荆子 12g；少阳头痛者加柴胡 20g，黄芩 10g；阳明头痛者加葛根 15g，知母 12g；厥阴头痛者加吴茱萸 10g，藁本 10g；全头痛者加荆芥 9g，防风 9g。

操作：将药物共入大砂锅内加水 5 碗，煎至 3 碗，用牛皮纸将砂锅口糊封，视其疼痛部位大小在盖纸中心开一孔，令患者疼痛部位对准纸孔，满头痛者，头部对准砂锅口（两目紧闭或用毛巾包之），上面覆盖一块大方巾罩住头部，以热药气熏蒸，每日 2 次，在内服中药后 90 分钟时开始熏蒸，每次 10 ～ 15 分钟，熏蒸后避风。

4. 方法四

中药配方：川芎 12g，白芷、羌活、荆芥、防风各 10g，薄荷 6g，细辛 4g，甘草 3g。

操作：将上药置于砂锅中，加水 1000mL，煎至 700mL 倒入保温杯中，用一层胶纸封盖杯口，中央开一铜钱大小孔，令患者用鼻对准纸孔深吸气。头痛以左侧为主取右鼻孔，以右侧痛为主取左鼻孔。每天 1 剂，熏蒸 2 次，每次 20 分钟。7 天为 1 个疗程。

第三节　中风后遗症

一、概述

中风是以猝然昏仆、不省人事、半身不遂、口眼㖞斜、语言不利为主症的病证。中风后遗症是指中风发病后，遗留以半身不遂、麻木不仁、口眼歪斜、言语不利为主要表现的一种病症。

中风根据病灶性质可分为缺血性中风（梗死病灶）和出血性中风（出血病灶）；根据病情程度，可分为中经络（中风无神志异常）和中脏腑（中风有神志异常）；根据病程时间，可分为急性期（发病后2周以内，中脏腑可至1个月）、恢复期（2周到6个月内）和后遗症期（6个月以上）。中风急性期经抢救治疗后，遗留半身不遂、麻木不仁、口眼歪斜、言语不利等症状，仍须积极治疗。

二、辨证分型

（一）中经络

1. 风痰阻络证

口眼㖞斜，舌强语謇或失语，半身不遂，肢体麻木，苔滑腻，舌暗紫，脉弦滑。

2. 痰热腑实证

素有头痛眩晕，心烦易怒，突然发病，半身不遂，口舌㖞斜，舌强语謇或不语，神识欠清或昏糊，肢体强急，痰多而黏，伴腹胀，便秘，舌质暗红，或有瘀点瘀斑，苔黄腻，脉弦滑或弦涩。

3. 风阳上扰证

头晕头痛，耳鸣目眩，口眼㖞斜，舌强语謇，或手足重滞，甚则半身不遂等症，舌质红，苔黄，脉弦。

4. 气虚络瘀证

肢体偏枯不用，肢软无力，面色萎黄，舌质淡紫或有瘀斑，苔薄白，脉细涩或细弱。

5. 阴虚风动证

半身不遂，患肢僵硬，拘挛变形，舌强不语，或偏瘫，肢体肌肉萎缩，舌红脉细，或舌淡红，脉沉细。

（二）中脏腑

1. 闭证

神识昏蒙，牙关紧闭，肢体强痉。阳闭兼面赤身热，口臭气粗，躁扰不宁，舌红苔黄腻，脉弦滑数；阴闭兼面白唇暗，四肢不温，静卧不烦，痰涎壅盛，舌淡苔白腻，脉沉滑或缓。

2. 脱证

昏聩不语，目合口张，肢体松懈，手撒遗尿，鼻鼾息微，汗多肢冷，舌痿，脉微欲绝。

三、适宜技术

【针刺】

（一）中经络

1. 治法

醒脑开窍，疏通经络。

2. 取穴

以督脉、手厥阴、少阴经穴为主。

NOTE

主穴：水沟、内关、极泉、尺泽、委中、三阴交。

配穴：风痰阻络配丰隆、合谷；风阳上扰配太冲、太溪；痰热腑实配内庭、丰隆；气虚络瘀配气海、血海；阴虚风动配太溪、风池。

上肢不遂配肩髃、曲池、手三里、合谷；手指不伸配腕骨；下肢不遂配环跳、足三里、阳陵泉、阴陵泉、太冲、风市；病侧肢体拘挛者，肘部配曲泽，腕部配大陵；足内翻配丘墟透照海；口角㖞斜配颊车、地仓、合谷、太冲；语言謇涩配廉泉、通里、哑门；头晕配风池、天柱；复视配风池、睛明；便秘配天枢、支沟；尿失禁、尿潴留配中极、关元。

3. 操作

水沟用雀啄法，以眼球湿润为度；内关用捻转泻法；极泉在原穴位置下1寸心经上取穴，避开腋毛，直刺进针，用提插泻法，以上肢有麻胀感和抽动为度；尺泽、委中直刺，提插泻法，使肢体抽动；三阴交用提插补法。可用电针。

4. 方义

中风病位在脑，督脉入络脑，水沟为督脉要穴，可醒脑开窍、调神导气；心主血脉藏神，内关为心包经络穴，可调理心气、疏通气血；极泉、尺泽、委中，可疏通肢体经络；三阴交为足三里经交会穴，可滋补肝肾。

（二）中脏腑

1. 治法

醒脑开窍，启闭固脱。

2. 取穴

以督脉穴、手厥阴经穴为主。

主穴：水沟、百会、内关。

配穴：闭证配十二井穴、太冲；脱证配关元、神阙。

3. 操作

水沟、内关操作方法同前。百会闭证用毫针刺，泻法；脱证用灸法。十二井穴点刺放血。关元、神阙用大艾炷重灸法。

4. 方义

脑为元神之府，督脉入络脑，水沟为督脉穴，可醒脑开窍，调神导气；百会位于头顶，属督脉，内络于脑，醒神开窍作用明显；心主血脉，内关为心包经络穴，可调理心气，促进气血运行。

［按语］

1. 针刺治疗中风后遗症疗效满意，尤其对于神经功能的康复，如肢体运动、语言、吞咽功能等有促进作用，治疗越早效果越好。

2. 中风急性期，若出现高热、神昏、心衰、颅内压增高、上消化道出血等情况，应采取综合治疗措施。

3. 中风患者应注意防治褥疮，保持呼吸道通畅。

【艾灸】

1. 取穴

百会、内关、尺泽、委中、三阴交、手三里、足三里。

2. 方法

以上穴位均用温和灸法，缓解期每天 1 次，每穴 5 ～ 10 分钟，以局部皮肤温热潮红为度。

［按语］

1. 中风后遗症症状复杂多样，在疾病稳定期内，可采用灸法综合调理。

2. 对于急性期或症状严重的患者，应及时就医，采取综合治疗措施。

3. 中风患者应注意预防肺炎、褥疮等并发症。

【拔罐】

拔罐治疗本病应注意辨证选穴。

NOTE

患侧上肢：肩髃、曲池、手三里、外关、合谷；患侧下肢：环跳、足三里、阳陵泉、悬钟。痰瘀阻络加丰隆、阴陵泉；气虚血瘀加关元、气海、血海；肝肾亏虚加肾俞、肝俞。留罐操作：治疗偏瘫侧肢体时取仰卧位，选择大小合适的罐具，选取 4～6 个穴位，用闪火法拔罐，并留置 5～10 分钟。

【耳针】

1. 取穴

主穴：脑、缘中、肝、三焦、降压沟、病变相应耳穴部位。

配穴：①中经络：风痰阻络证加心、脾；痰热腑实证加耳尖、脾、大肠；风阳上扰证加耳尖、耳背静脉；气虚络瘀证加口、耳迷根、咽喉；阴虚风动证肾、胃、脾。②中脏腑：闭证加交感、脾；脱证加肾上腺。

2. 治法

（1）压籽法：每次取一侧耳穴，两耳交替使用。耳郭常规消毒后，用中药王不留行籽贴压在所选穴位上，边贴边按压，贴紧固定，并嘱患者每日按压耳穴 3～5 次，以加强刺激。隔日换贴 1 次，5 次为 1 个疗程。如对胶布过敏，及时取下，以免造成耳部水肿。

（2）毫针法：耳郭常规消毒后，用毫针对准所选穴位刺入，每次取一侧耳穴，两耳交替使用。留针 30～60 分钟。隔日 1 次。出针时迅速将毫针拔出，除特殊要求外，用消毒干棉球轻压针孔片刻，以防出血。

（3）刺血法：每次取一侧耳穴，左右耳交替进行，按摩耳郭使其充血后，以 75% 乙醇做常规消毒，用注射针头点刺耳尖、耳背静脉及脑，每隔 3 天治疗 1 次，每个穴位出血量为 10～20 滴。适用于中经络。

（4）埋针法：用 75% 乙醇擦拭耳郭相应部位。把皮内针或撳针刺入耳穴，用医用胶布固定并适度按压。嘱患者定时按压，每次埋针一侧耳穴，3～5 天换埋另一侧耳穴，出针时消毒埋针部位。7 次为 1 个疗程，疗程间休息 2 周。

NOTE

【熏蒸】

1. 方法一

中药配方：小黑药 100g，豨莶草 100g，八角枫 50g，透骨草 100g，草乌 50g，川乌 50g，掉毛草 50g，川芎 50g，伸筋草 20g。

操作：将上药放入高压锅煎煮，用橡皮管将药气接入熏蒸箱内，让患者坐在熏蒸箱内，头部伸出箱外，每次熏蒸 20 分钟左右，每天 1 次，10 次为 1 个疗程，1 个疗程结束休息 4 天，继续第 2 疗程治疗。

2. 方法二

中药配方：桂枝 20g，当归 30g，红花 30g，乳香 15g，没药 15g，伸筋草 30g，牛膝 10g。

操作：上方每日 1 剂，水煎 30 分钟，共煎 2 次，取汁适量，加入 10mL 普通白酒，一并倒入盆中，先用蒸气熏患肢，待水温下降至可耐受温度后洗患肢，每次 20 分钟，1 天 2 次，30 天为 1 个疗程。

3. 方法三

中药配方：透骨草 30g，伸筋草 30g，桑枝 15g，刘寄奴 15g，赤芍 10g，牡丹皮 10g，地肤子 10g，苦参 10g，艾叶 10g。

操作：上方加水 2000mL 煎煮 20 分钟，滤取药液倒入盆中，将患肢放在盆边热气熏蒸，待温度低后再洗患肢，每日 2 次，5 日为 1 个疗程。

NOTE

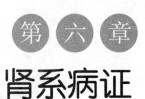

第六章

肾系病证

第一节　淋　证

一、概述

淋证是指以小便频数短涩、淋沥刺痛、小腹拘急或痛引腰腹为主症的病证。

二、病因病机

1. 病因

外感湿热，饮食不节，情志失调，禀赋不足，劳伤久病。

2. 病机

淋证的基本病理变化为湿热蕴结下焦，肾与膀胱气化不利。其病位在膀胱与肾。其病理因素主要为湿热之邪。病理性质在病初多邪实之证，久病则由实转虚，或虚实夹杂。淋证虽有六淋之分，但各种淋证间存在着一定的联系。表现在转归上，首先是虚实之间的转化。如实证的热淋、血淋、气淋可转化为虚证的劳淋。反之虚证的劳淋，亦可能兼夹实证的热淋、血淋、气淋。而当湿热未尽，正气已伤，处于实证向虚证的移行阶段，则表现为虚实夹杂的证候。此外在气淋、血淋、膏淋等淋证本身，这种虚实互相转化的情况也同样存在。而石淋由实转虚时，由于砂石未去，则表现为正虚邪实之证。其次是某些淋证间的相互转换或同时并见。前者如热淋转为血淋，热淋也可诱发石淋。后者如在石淋的基础上，再发生热淋、血淋，或膏淋并发热淋、血淋等。在虚证淋证的各种证型之间，则可表现为彼此参差互见，损及多脏的现象。

三、类证鉴别

1. 六种淋证的特征

六种淋证均有小便频涩，滴沥刺痛，小腹拘急引痛。各种淋证又有不同的特殊表现。热淋起病多急骤，小便赤热，溲时灼痛，或伴有发热，腰痛拒按。石淋以小便排出砂石为主症，或排尿时突然中断，尿道窘迫疼痛，或腰腹绞痛难忍。气淋小腹胀满较明显，小便艰涩疼痛，尿后余沥不尽。血淋为溺血而痛。膏淋症见小便混浊如米泔水或滑腻如膏脂。劳淋小便不甚赤涩，溺痛不甚，但淋沥不已，时作时止，遇劳即发。

2. 血淋与尿血的鉴别

血淋与尿血都有小便出血，尿色红赤，甚至溺出纯血等症状。其鉴别的要点是有无尿痛。尿血多无疼痛之感，虽亦间有轻微的胀痛或热痛，但终不若血淋的小便滴沥而疼痛难忍，故一般以痛者为血淋，不痛者为尿血。

四、辨证分型

1. 热淋

小便频数短涩，灼热刺痛，溺色黄赤，少腹拘急胀痛，或有寒热，口苦，呕恶，或有腰痛拒按，或有大便秘结，苔黄腻，脉滑数。

2. 血淋

小便热涩刺痛，尿色深红，或夹有血块，疼痛满急加剧，或见心烦，舌尖红，苔黄，脉滑数。

3. 石淋

尿中夹砂石，排尿涩痛，或排尿时突然中断，尿道窘迫疼痛，少腹拘急，往往突发，一侧腰腹绞痛难忍，甚则牵及外阴，尿中带血，舌红，苔薄黄，脉弦或带数。

NOTE

4. 气淋

郁怒之后，小便涩滞，淋沥不宣，少腹胀满疼痛，苔薄白，脉弦。

5. 膏淋

小便混浊，乳白或如米泔水，上有浮油，置之沉淀，或伴有絮状凝块物，或混有血液、血块，尿道热涩疼痛，尿时阻塞不畅，口干，苔黄腻，舌质红，脉濡数。

6. 劳淋

小便不甚赤涩，溺痛不甚，但淋沥不已，时作时止，遇劳即发，腰膝酸软，神疲乏力，病程缠绵，舌质淡，脉细弱。

五、适宜技术

【针刺】

1. 治法

利尿通淋。

2. 取穴

以膀胱的背俞穴、募穴为主。

主穴：中极、膀胱俞、三阴交、阴陵泉。

配穴：热淋配委中、行间；石淋配秩边透水道、委阳；血淋配膈俞、血海；气淋配蠡沟、太冲；膏淋配关元、下巨虚；劳淋配脾俞、肾俞。

3. 操作

毫针常规刺。针刺中极前应尽力排空小便，不可进针过深，以免刺伤膀胱。症状较重者可每日治疗 1～2 次，症状较轻者可每日或隔日治疗 1 次。

4. 方义

淋证以膀胱气机不利为主，故取膀胱的募穴中极、背俞穴膀胱俞，此为俞募配穴法，可疏利膀胱气机；三阴交为脾、肝、肾三经的交会穴，阴陵泉为脾经的合穴，二穴合用，而疏调气机、利尿通淋。

［按语］

1. 针刺治疗本病急性期可迅速缓解症状。

2. 石淋患者应多饮水，多做跑跳运动，以促进排石。若并发严重感染，肾功能受损，或结石体积较大，针灸难以奏效，或肿瘤引起者，则应采取综合治疗。

【艾灸】

1. 取穴

膀胱俞、中极、阴陵泉、行间、太溪。

2. 方法

膀胱俞、中极选用隔姜灸；阴陵泉、行间、太溪可以选择温和灸。轻者每天1次，每穴5～10分钟；重者每日2～3次，每穴5～10分钟。

［按语］

1. 艾灸疗法可以改善淋证急性期症状，对于热淋、血淋出血倾向严重者不建议艾灸疗法，应及时采取针刺及其他综合疗法。

2. 艾灸疗法不适宜热证患者，一般用于老年脾肾虚弱的患者。

3. 艾灸疗法期间，可适量饮用热开水。

【耳针】

1. 取穴

主穴：肝、膀胱、肾、尿道、交感、枕、下屏间。

配穴：热淋加小肠；血淋加小腹；石淋加腰椎；气淋加内分泌；膏淋加小肠；劳淋加肾上腺、脑垂体。

2. 治法

（1）压籽法：每次取一侧耳穴，两耳交替使用。耳郭常规消毒后，用中药王不留行籽贴压在所选穴位上，边贴边按压，贴紧固定，并嘱患

NOTE

者每日按压耳穴 3～5 次，以加强刺激。隔日换贴 1 次，5 次为 1 个疗程。如对胶布过敏，及时取下，以免造成耳部水肿。

（2）毫针法：耳郭常规消毒后，用毫针对准所选穴位刺入，每次取一侧耳穴，两耳交替使用。留针 20～30 分钟。出针时迅速将毫针拔出，除特殊要求外，用消毒干棉球轻压针孔片刻，以防出血。

（3）埋针法：用 75% 乙醇擦拭耳郭相应部位。把皮内针或揿针刺入耳穴，用医用胶布固定并适度按压。嘱患者定时按压，每次埋针一侧耳穴，3～5 天换埋另一侧耳穴，出针时消毒埋针部位。7 次为 1 个疗程，疗程间休息 2 周。

第二节 癃 闭

一、概述

癃闭是以小便量少，排尿困难，甚则小便闭塞不通为主症的一种病证。其中小便不畅，点滴而短少，病势较缓者称为癃；小便闭塞，点滴不通，病势较急者称为闭。本病类似于西医学的尿潴留和无尿症。

二、病因病机

癃闭的病因主要有外邪侵袭、饮食不节、情志内伤、瘀浊内停、体虚久病五种。基本病机为膀胱气化功能失调。

三、类证鉴别

1. 癃闭与淋证

癃闭与淋证均属膀胱气化不利。但癃闭无尿道刺痛，每日尿量少于正常，甚或无尿排出，而淋证则小便频数短涩，滴沥刺痛，欲出未尽，而每日排尿量正常。

2. 癃闭与水肿

癃闭与水肿均有小便不利、小便量少。但水肿是水液潴留，泛溢于肌肤，引起头面、眼睑、四肢浮肿，甚者伴有胸水、腹水，并无水蓄膀胱之证候。而癃闭多不伴有浮肿。

NOTE

3. 癃闭与关格

二者都有小便量少或闭塞不通。但关格常由水肿、淋证、癃闭等经久不愈发展而来，是小便不通与呕吐并见的病证。而癃闭不伴有呕吐。但癃闭进一步恶化，可转变为关格。

四、辨证分型

（一）实证

1. 膀胱湿热证

小便点滴不通，或量极少而短赤灼热，小腹胀满，口苦口黏，或口渴不欲饮，或大便不畅，舌质红，苔黄腻，脉数或濡数。

2. 肺热壅盛证

小便不畅，甚或点滴不通，咽干，烦渴欲饮，呼吸急促，或有咳嗽，舌红，苔薄黄，脉数。

3. 肝郁气滞证

小便不通或通而不爽，情志抑郁，或多烦善怒，胁腹胀满，舌红，苔薄黄，脉弦。

4. 瘀浊阻塞证

小便点滴而下，时有排尿中断，或尿如细线，甚则阻塞不通，小腹胀满疼痛，舌质紫黯，或有瘀点、瘀斑，脉涩。

（二）虚证

1. 脾气虚弱证

时欲小便而不得出，或量少而不畅，小腹坠胀，神疲乏力，食欲不振，气短而语声低微，舌淡，苔薄，脉细。

2. 肾阳虚衰证

小便不通，或点滴不爽，排尿无力，面白神疲，畏寒怕冷，腰膝酸软，舌淡胖，苔薄白，脉沉细或弱。

五、适宜技术

【针刺】

1. 治法

调理膀胱，行气通闭。

2. 取穴

以膀胱的背俞穴、募穴及下合穴为主。

主穴：中极、膀胱俞、委阳、三阴交、阴陵泉。

配穴：①实证：膀胱湿热配委中、行间；肝气郁滞配蠡沟、太冲；瘀浊阻塞配膈俞、血海；肺热壅盛配肺俞、尺泽。②虚证：肾阳虚衰配肾俞、太冲；脾气虚弱配脾俞、足三里。

3. 操作

毫针常规刺，针刺中极时针尖向下，使针感能达到会阴并引起小幅收缩、抽动为佳，不可过深，以免伤及膀胱。肾阳虚衰、脾气虚弱者可温针灸。

4. 方义

中极为膀胱的募穴，与膀胱的背俞穴膀胱俞相配，属俞募配穴法，可调理膀胱气化功能，通利小便；委阳为三焦的下合穴，可通调三焦气机，三阴交为足三阴经的交会穴，可调理肝、脾、肾，二穴合用，共助膀胱气化；阴陵泉清利下焦湿热、通利小便。

[按语]

1. 针刺治疗癃闭的效果较好。若膀胱充盈过度，经治疗1小时后仍不能排尿者，应及时导尿。

2. 癃闭患者往往精神紧张，在针刺治疗的同时，应消除紧张情绪，反复做腹肌收缩、松弛的交替锻炼。

3. 癃闭兼见哮喘、神昏时应注意观察，必要时采用综合治疗措施。

NOTE

【艾灸】

1. 取穴

阴谷、肾俞、三焦俞、气海、委阳、脾俞。

2. 方法

气海、肾俞、脾俞、三焦俞、阴谷、委阳可以选择温和灸。轻者每天1次，每穴5～10分钟；重者每日2～3次，每穴5～10分钟。

> [按语]
>
> 1. 艾灸疗法对于癃闭有较好疗效，操作时注意帮助患者消除紧张情绪，适当进行腹肌舒缩锻炼。
>
> 2. 对于膀胱充盈患者，若艾灸疗法1小时后仍无排尿，应及时导尿。
>
> 3. 癃闭伴有哮喘、神昏时，注意密切关注患者情况，及时采取综合治疗。

【推拿】

本病采用以点穴为主推拿。

1. 腹部操作

（1）患者取仰卧位，术者以掌摩法作用于患者小腹部沿顺时针方向进行操作3～5分钟。

（2）术者用拇指按揉中极、关元、气海、石门穴，每穴各1分钟。

2. 背部操作

（1）患者取俯卧位，术者用擦法在患者背部膀胱经及督脉进行治疗，以透热为度。

（2）术者用拇指按揉患者脾俞、肺俞、三焦俞、肾俞、膀胱俞、命门穴等，每穴按揉1分钟。

（3）术者用擦法在腰骶部进行横擦，以透热为度。

3. 下肢部操作

（1）术者以拿揉法在患者下肢大腿内侧反复操作 3 遍。

（2）术者用拇指按揉三阴交、血海、足五里、髀关穴，每穴 1 分钟。

以上治疗每次 15 ～ 20 分钟，每天治疗 1 次，5 次为 1 个疗程。

> ［按语］
>
> 1. 视患者病情程度，若病情严重，应该及时应用导尿法，以免延误病情。对于尿毒症等引起的器质性癃闭不适宜进行推拿治疗。
>
> 2. 注意保持心情舒畅，劳逸结合，避免情绪受到刺激。不宜在治疗期间行房事。
>
> 3. 要注意避免久坐，进行适当的功能锻炼，增强体质，生活要有规律，多做腹部肌肉锻炼。

【拔罐】

拔罐治疗本病，多配合刮痧疗法。选穴基础方：大椎、膈俞、膀胱俞、中极。肾阳虚衰：加关元、肾俞；肝郁气滞：加肝俞、归来；膀胱湿热：阴陵泉；瘀浊阻塞：加血海、气海。大椎、膈俞在放痧后加拔罐，可增强泄热化瘀之效；余穴可用闪火法将罐吸附于皮肤，留罐 15 ～ 20 分钟，每日 1 次。

【刮痧】

（一）实证

1. 治法

清热利湿，通利膀胱。取足太阳经，以泻刮为主。

2. 处方与操作

泻刮足太阳膀胱经第 1 侧线大杼穴至白环俞穴的循行线、第 2 侧线附分穴至秩边穴的循行线，均要求出痧；采用擦法横向快速摩擦八髎穴区，使之产生热量并向深部渗透至小腹；泻刮中极穴，以皮肤发红

NOTE

为度。

膀胱湿热者，加角揉阴陵泉、三阴交穴；肺热壅盛者，加角揉尺泽穴；肝郁气滞者，加角揉太冲、大敦穴；尿路阻塞者，加角揉膈俞、血海穴。

（二）脾气虚弱证、肾阳虚衰证

1. 治法

补益肾气，通利小便。取足太阳经为主，以补刮为主。

2. 处方与操作

补刮足太阳膀胱经第 1 侧线大杼穴至白环俞穴的循行线、第 2 侧线附分穴至秩边穴的循行线，不必强求出痧；采用擦法横向快速摩擦八髎穴区，使之产生热量并向深部渗透至小腹；补刮中极、三阴交穴，以皮肤发红为度。

脾气虚弱者，加角揉脾俞、气海、足三里穴；肾阳虚衰者，加角揉命门、腰阳关、肾俞穴。

[按语]

1. 刮痧治疗本病有较好的疗效，即时通利小便疗效尤其突出，若因尿道异物阻塞或子宫、前列腺压迫等导致，则应积极治疗原发病。

2. 刮痧后饮用 300 ～ 400mL 温开水。

【敷贴】

敷贴疗法多用于癃闭虚证。

药物组成：鲜青蒿、甘草、甘遂各适量。

操作：捣碎，敷贴神阙。

【耳针】

1. 取穴

主穴：膀胱、肾、三焦、尿道。

配穴：①实证：膀胱湿热证加小肠、小腹；肺热壅盛证加肺、气管；肝郁气滞证加肝；瘀浊阻塞证加膈。②虚证：脾气虚弱证加神门、心、脾；肾阳虚衰证加皮质下、肾上腺。

2. 治法

（1）压籽法：每次取一侧耳穴，两耳交替使用。耳郭常规消毒后，用中药王不留行籽贴压在所选穴位上，边贴边按压，贴紧固定，并嘱患者每日按压耳穴 3～5 次，以加强刺激。隔日换贴 1 次，5 次为 1 个疗程。如对胶布过敏，及时取下，以免造成耳部水肿。

（2）毫针法：耳郭常规消毒后，用毫针对准所选穴位刺入，每次取一侧耳穴，两耳交替使用。留针 20～30 分钟。出针时迅速将毫针拔出，除特殊要求外，用消毒干棉球轻压针孔片刻，以防出血。

（3）埋针法：用 75% 乙醇擦拭耳郭相应部位。把皮内针或揿针刺入耳穴，用医用胶布固定并适度按压。嘱患者定时按压，每次埋针一侧耳穴，3～5 天换埋另一侧耳穴，出针时消毒埋针部位。7 次为 1 个疗程，疗程间休息 2 周。

【熏蒸】

1. 方法一

中药配方：黄柏、野菊花、虎杖各 25g。

操作：将煎出的药液倒入盆中，趁热对会阴部进行熏蒸。待药汁温后擦洗会阴部。

2. 方法二

中药配方：皂角子 6g，葱头 2 个，王不留行 0.5g，麝香 0.15g。

操作：先将前三味药加清水适量煎煮，倒入小盆内，加入麝香溶化。趁热放在会阴部熏之，数分钟即可通。

3. 方法三

中药配方：生黄芪 200g，宣木瓜 30g，葱白 10 根。

操作：上药加清水 2L，煎至 1.5L，连渣倒入小盆内，嘱患者趁热（以能忍受为度）坐在小盆上熏蒸会阴部。每次熏 15 分钟即可，6 小时后再如法熏 1 次。

NOTE

第三节 水 肿

一、概述

水肿是体内水液潴留，泛滥肌肤，表现以头面、眼睑、四肢、腹背甚至全身浮肿为特征的一类病证。

二、病因病机

1. 病因

风邪袭表，疮毒内犯，外感水湿，饮食不节，禀赋不足，久病劳倦。

2. 病机

水肿发病的基本病理变化为肺失通调，脾失转输，肾失开阖，三焦气化不利，水液泛滥肌肤。其病位在肺、脾、肾，而关键在肾。病理因素为风邪、水湿、疮毒、瘀血。

由于致病因素及体质的差异，水肿的病理性质有阴水、阳水之分，并可相互转换或夹杂。阳水属实，多因外感风邪、疮毒、水湿而成，病位在肺、脾。阴水属虚或虚实夹杂，多由饮食劳倦、禀赋不足、久病体虚所致，病位在脾、肾。阳水迁延不愈，反复发作，正气渐衰，脾肾阳虚，或因失治、误治，损伤脾肾，阳水可转为阴水。反之，阴水复感外邪，或饮食不节，使肿势加剧，呈现阳水的证候，而成本虚标实之证。

另外，水肿各证之间亦互有联系。阳水的风水相搏之证，若风去湿留，可转化为水湿浸渍证。水湿浸渍证由于体质差异，湿有寒化、热化之不同。湿从寒化，寒湿伤及脾阳，则变为脾阳不振之证，甚者脾虚及肾，又可成为肾阳虚衰之证。湿从热化，可转为湿热壅盛之证。湿热伤阴，则可表现为肝肾阴虚之证。此外，肾阳虚衰，阳损及阴，又可导致阴阳两虚之证。

最后，水肿各证，日久不退，水邪壅阻经隧，络脉不利，瘀阻水停，则水肿每多迁延不愈。

三、辨证分型

（一）阳水

1. 风水相搏证

眼睑浮肿，继则四肢及全身皆肿，来势迅速，多有恶寒，发热，肢节酸楚，小便不利等症。偏于风热者，伴咽喉红肿疼痛，舌质红，脉浮滑数；偏于风寒者，兼恶寒，咳喘，舌苔薄白，脉浮滑或浮紧。

2. 水湿浸渍证

起病缓慢，病程较长，全身水肿，下肢明显，按之没指，小便短少，身体困重，胸闷，纳呆，泛恶，苔白腻，脉沉缓。

3. 湿热壅盛证

遍体浮肿，皮肤绷急光亮，胸脘痞闷，烦热口渴，小便短赤，或大便干结，舌红，苔黄腻，脉沉数或濡数。

4. 湿毒浸淫证

眼睑浮肿，延及全身，皮肤光亮，尿少色赤，身发疮痍，甚则溃烂，恶风发热，舌质红，苔薄黄，脉浮数或滑数。

（二）阴水

1. 脾阳虚衰证

身肿日久，腰以下为甚，按之凹陷不易恢复，脘腹胀闷，纳减便溏，面色不华，神疲乏力，四肢倦怠，小便短少，舌质淡，苔白腻或白

NOTE

滑，脉沉缓或沉弱。

2. 肾阳衰微证

水肿反复消长不已，面浮身肿，腰以下甚，按之凹陷不起，尿量减少或反多，腰酸冷痛，四肢厥冷，怯寒神疲，面色白，甚者心悸胸闷，喘促难卧，腹大胀满，舌质淡胖，苔白，脉沉细或沉迟无力。

四、适宜技术

【针刺】

1. 治法

利水消肿。

2. 取穴

以三焦的背俞穴、下合穴为主。

主穴：三焦俞、委阳、水分、水道、阴陵泉。

配穴：阳水配肺俞、列缺；阴水配三阴交、关元。

3. 操作

毫针常规刺，肺俞不宜直刺、深刺，以免伤及内脏；阴水可加灸。

4. 方义

三焦俞配三焦的下合穴委阳，可通调三焦气机、利水消肿；水分、水道为利尿行水效穴；阴陵泉利水渗湿。

［按语］

1. 针刺治疗水肿有一定疗效。但当水肿出现胸满腹大、咳喘、心慌、神昏等症状时，应采取综合治疗措施。

2. 水肿初期一般应注意无盐饮食，肿势消退后（约3个月）采用低盐饮食，食盐量可随病情的好转逐渐增加。

3. 注意起居有时，慎防感冒，避免劳倦，节制房事。

【艾灸】

1. 取穴

三焦俞、委阳、水分、水道、阴陵泉。

2. 方法

三焦俞可选用隔姜灸，根据病情轻重灸 3 ～ 6 壮；水分、水道、委阳、阴陵泉可用温和灸，每周 3 ～ 4 次，每次 20 分钟，以局部皮肤潮红为度。

> ［按语］
>
> 1. 艾灸疗法对于水肿有一定疗效，但当水肿出现胸满、腹部胀满、呼吸困难、心悸等症状时，应及时就医，采取综合治疗措施。
> 2. 水肿患者应特别注意饮食，应无盐或少盐，以防水肿加重。

【耳针】

1. 取穴

主穴：肺、脾、肾、膀胱。

配穴：①阳水：风水相搏证加肺、三焦；湿热壅盛证加小肠、腹；水湿浸渍证加胃、胰胆。②阴水：脾阳虚衰证加胃、大肠；肾阳衰微证加皮质下、肾上腺。

2. 治法

（1）压籽法：每次取一侧耳穴，两耳交替使用。耳郭常规消毒后，用中药王不留行籽贴压在所选穴位上，边贴边按压，贴紧固定，并嘱患者每日按压耳穴 3 ～ 5 次，以加强刺激。隔日换贴 1 次，5 次为 1 个疗程。如对胶布过敏，及时取下，以免造成耳部水肿。

（2）毫针法：耳郭常规消毒后，用毫针对准所选穴位刺入，每次取一侧耳穴，两耳交替使用。留针 20 ～ 30 分钟。出针时迅速将毫针拔出，除特殊要求外，用消毒干棉球轻压针孔片刻，以防出血。

（3）埋针法：用 75% 乙醇擦拭耳郭相应部位。把皮内针或揿针刺

NOTE

入耳穴,用医用胶布固定并适度按压。嘱患者定时按压,每次埋针一侧耳穴,3～5天换埋另一侧耳穴,出针时消毒埋针部位。7次为1个疗程,疗程间休息2周。

【熏蒸】

1. 方法一

中药配方:秦艽、苦参、黄柏、大黄、金银花、皂角刺、当归、防风、红花各15g。

操作:以日常脸盆大小容器,置开水水温90℃以上冲泡药粒至药液3000mL,搁置痔瘘座椅中,先将热水散发的雾气熏蒸肛部20分钟,待水温慢慢降至40～43℃,肛部创口直接坐浴盆中,并以柔软的小毛巾擦创面10～15分钟,以每日便后坐浴为宜,重者每日2次。

2. 方法二

中药配方:红花10g,海桐皮15g,威灵仙15g,苏木15g,木通12g,白芷12g,大黄10g,伸筋草15g,乳香、没药各5g,牛膝15g,川续断15g,黄柏10g,蒲公英10g。

操作:上述各药加水浸泡25分钟,再加入少许黄酒,武火煎沸20分钟,滤取药液倒入盆中。水温过高可先进行熏蒸,待水温适宜用水洗患肢,也可同时将药渣包裹敷于疼痛之处。使用时要注意温度以免烫伤皮肤。每天2次,10天为1个疗程,每剂可用2天。

3. 方法三

中药配方:麻黄、桂枝、细辛、杏仁、荆芥、防风、红花、桃仁、当归。

操作:将上述药物加水煎为汤剂约400mL,放入气疗仪药物雾化器内,关闭器盖。喷气口喷气,将喷口对准病人进行治疗,使治疗罩内温度达到40℃左右,可根据患者情况调整温度,每次治疗约30分钟。疗程10～15次。

NOTE

第四节　阳　痿

一、概述

阳痿是指成年男子性交时，由于阴茎痿软不举，或举而不坚，或坚而不久，无法进行性生活的病证。但对发热、过度劳累、情绪反常等因素造成的一时性阴茎勃起障碍，不能视为病态。西医学中各种功能及器质性疾病造成的阳痿，可参照本节辨治。

二、病因病机

本病的病因主要有劳伤久病、饮食不节、七情所伤、外邪侵袭。基本病机为肝、肾、心、脾受损，经脉空虚，或经络阻滞，导致宗筋失养而发为阳痿。

三、类证鉴别

阳痿与早泄

阳痿是指欲性交时阴茎不能勃起，或举而不坚，或坚而不久，不能进行性生活的病证。而早泄是同房时，阴茎能勃起，但因过早射精，射精后阴茎痿软的病证。二者在临床表现上有明显差别，但在病因病机上有相同之处。若早泄日久不愈，可进一步导致阳痿，故阳痿病情重于早泄。

NOTE

四、辨证分型

（一）虚证

1. 命门火衰证

阳事不举，或举而不坚，精薄清冷，神疲倦怠，畏寒肢冷，面色㿠白，头晕耳鸣，腰膝酸软，夜尿清长，舌淡胖，苔薄白，脉沉细。

2. 心脾两虚证

阳痿不举，心悸，失眠多梦，神疲乏力，面色萎黄，食少纳呆，腹胀便溏，舌淡，苔薄白，脉细弱。

3. 惊恐伤肾证

阳痿不振，心悸易惊，胆怯多疑，夜多噩梦，常有被惊吓史，苔薄白，脉弦细。

（二）实证

1. 肝郁气滞证

阳事不起，或起而不坚，心情抑郁，胸胁胀痛，脘闷不舒，食少便溏，苔薄白，脉弦。

2. 湿热下注证

阴茎痿软，阴囊潮湿，瘙痒腥臭，睾丸坠胀作痛，小便赤涩灼痛，胁胀腹闷，肢体困倦，泛恶口苦，舌红苔黄腻，脉滑数。

五、适宜技术

【针刺】

1. 治法

补益肾气，荣养宗筋。取任脉穴及肾的背俞穴、原穴为主。

2. 取穴

主穴：关元、肾俞、太溪、三阴交。

配穴：①虚证：命门火衰配命门；心脾两虚配心俞、脾俞；惊恐伤肾配百会、神门。②实证：湿热下注配中极、阴陵泉；肝郁气滞配太冲、蠡沟。

3. 操作

关元针尖向下斜刺，力求针感传向前阴，其他腧穴均常规针刺。虚证可加用灸法。

4. 方义

关元为任脉与足三阴经的交会穴，可调补肝脾肾，温下元之气，直接兴奋宗筋；肾俞可补益元气，培肾固本；太溪为肾之原穴，可滋阴补肾；三阴交是肝、脾、肾三经的交会穴，可健脾益气，补益肝肾，又可清热利湿。诸穴合用，可达补益肾气、强筋起痿之目的。

[按语]

1. 针刺治疗阳痿有一定的效果。取得疗效后，仍需注意节制房事。

2. 在针刺治疗的同时配合心理治疗，给予精神疏导。在性生活时男方要消除紧张心理，克服悲观情绪，树立信心。

【艾灸】

1. 取穴

关元、肾俞、太溪、三阴交。

2. 方法

关元、肾俞可选用隔姜灸，根据病情轻重灸 3 ～ 6 壮；太溪、三阴交可用温和灸，每周 3 ～ 4 次，每次 20 分钟，以局部皮肤潮红为度。

NOTE

[按语]

1.艾灸疗法对于阳痿具有一定的效果，但要注意治疗的同时不要过度行房事。

2.注意保持良好的心态，精神心理因素也是引起阳痿的重要因素，行房事时要及时消除紧张心理。

3.注意饮食清淡，勿过食肥甘厚味，同时也要避免手淫过多。

4.长期无改善者应及时就医。

【拔罐】

选穴基础方：肾俞、关元、三阴交、志室。命门火衰加命门；心脾两虚加脾俞、心俞、足三里。采用留罐法，用闪火法将罐吸附于相应腧穴，其中关元穴留罐 10 分钟，余穴可留罐 15 ～ 20 分钟。每日 1 次。

【刮痧】

（一）实证

1.治法

疏肝，活血，利湿，调理宗筋。取督脉、任脉、足太阳经、足厥阴经为主，以泻刮为主。

2.处方与操作

泻刮督脉大椎穴至长强穴的循行线、足太阳膀胱经第 1 侧线肝俞穴至白环俞穴的循行线，均要求出痧；采用叩击法对出痧之处进行叩击；泻刮或平刮任脉脐下至中极穴的循行线，以皮肤微红为度；平刮足厥阴肝经膝关穴至中封穴的循行线、足太阴脾经阴陵泉穴至三阴交穴的循行线，均以皮肤微红为度。

肝郁气滞者，加角推从前正中线沿第 6 肋间经期门穴至腋前线，以皮肤发红为度，角揉太冲穴；湿热下注者，加角揉曲泉、阴陵泉穴。

（二）虚证

1. 治法

温阳，益肾，滋阴，滋养宗筋。取督脉、任脉、足厥阴、足少阴、足太阴经为主，以补刮为主。

2. 处方与操作

补刮督脉大椎穴至命门穴的循行线，不必出痧；采用擦法横向快速摩擦八髎穴区，使之产生热量并向深部渗透至小腹；补刮任脉中脘穴至关元穴的循行线，注意避开肚脐，以皮肤微红为度；角揉气海、关元穴；补刮足厥阴肝经膝关穴至中封穴的循行线、足少阴肾经阴谷穴至太溪穴的循行线、足太阴脾经阴陵泉穴至三阴交穴的循行线，均以皮肤微红为度。

命门火衰者，加角揉肾俞、足三里穴。

［按语］

1. 刮痧对原发性阳痿有一定疗效，继发性阳痿应针对原发病进行综合治疗。

2. 应当配合心理疏导，嘱患者调畅情志，树立治疗的信心，平素劳逸结合，积极从事体育锻炼，增强体质。

3. 刮痧后饮用 300～400mL 温开水。

4. 根据出痧情况每 5～7 日刮痧 1 次，连续 4 次为 1 个疗程，休息 2～3 周后再行第 2 个疗程。因本病往往病程较长，应至少坚持治疗 2～3 个疗程。

【耳针】

1. 取穴

外生殖器、皮质下、内生殖器、缘中、肝，神门、心、内分泌、肾。

2. 方法

（1）毫针法：耳郭常规消毒后，用毫针对准所选穴位刺入，每次取

NOTE

一侧耳穴，两耳交替使用。留针 20 分钟。出针时迅速将毫针拔出，除特殊要求外，用消毒干棉球轻压针孔片刻，以防出血。隔日 1 次，10次为 1 个疗程，疗程间休息 6～7 天。

（2）压籽法：耳郭常规消毒后，将中药王不留行籽贴压在所选穴位上，边贴边按压，贴紧固定，隔 2～3 天换另一侧耳穴。10 次为 1 个疗程，疗程间休息 5～7 天。如对胶布过敏，及时取下，以免造成耳部水肿。

（3）埋针法：取穴和手法同压籽法，隔 3～5 天换埋另一侧耳穴。天气炎热时为防止感染应缩短埋针时间，可隔日换 1 次。10 次为 1 个疗程，疗程间休息 5～7 天。

（4）穴位注射法：药物用绒促性激素（绒促性素）一般用 500U 的粉针剂溶于 1mL 注射用水中做耳穴注射用。每次取 2～3 个主穴, 1～2个配穴，每次注射一侧耳穴，两耳交替施治。耳郭所选穴位找到敏感点后，押手固定耳郭，刺手持注射器刺入已消毒耳穴皮内或皮下，缓缓推入。每周注射 1 次，4 次为 1 个疗程，休息 1 个月继续下 1 个疗程。

【熏蒸】

中药配方：菟丝子、蛇床子、韭菜子、棉花子、仙茅、淫羊藿、巴戟天、阳起石、补骨脂、大茴香、小茴香各 10g。

操作：上药加水 2500mL，煎煮 60 分钟，待温度达 50℃左右，利用蒸气熏蒸会阴及阴茎、阴囊，待水温降低后将阴茎、阴囊整体置于溶液中浸泡擦洗，每次 10 分钟，每日 2 次。

第五节　遗　精

一、概述

遗精是指不因性生活而精液遗泄的病证。因梦而遗精者为"梦遗"；无梦而遗精，甚至清醒时精液流出的为"滑精"。但是要注意，凡成年未婚男子，或婚后夫妻分居，长期无性生活者，每月遗精 1～2 次者属生理现象。如每周遗精 2 次以上，或清醒时流精，并伴有头昏、精神萎靡、腰膝酸软、失眠等症者，则属病态。

二、病因病机

本病多由劳心太过、欲念不遂、饮食不节、恣情纵欲等因素而致，基本病机为肾失封藏，精关不固。

三、类证鉴别

1. 遗精与早泄

遗精是指在没有进行性交的情况下，精液流出。而早泄是性交时精液过早泄出，而影响性生活。

2. 遗精与精浊

遗精与精浊都是尿道有白色分泌物流出，流出物均来自精室。但精浊常在大便时或排尿终了时发生，尿道口有米泔样或糊状分泌物溢出，并伴有茎中痒痛。而遗精多发生于梦中或情欲萌动时，不伴有疼痛。

四、辨证分型

（一）虚证

1. 阴虚火旺证

遗精梦泄，性欲亢进，阳事易举，心烦寐差，潮热颧红，腰酸耳鸣，口干多饮，溲黄，舌红苔少或薄黄，脉细数。

2. 心脾两虚证

遗精时作，劳则加重，心悸气短，失眠健忘，四肢倦怠，纳少腹胀，大便溏薄，面色萎黄，舌质淡胖，边有齿痕，舌苔薄白，脉细弱。

3. 肾气不固证

梦遗频作，或无梦而遗，甚则滑精，头昏耳鸣，健忘，腰膝酸软，舌淡红，苔薄白，脉沉细。

（二）实证

湿热下注证

遗精频作，小便混浊或尿末滴白，溲黄频急或淋沥不尽，心烦失眠，口苦口黏，阴囊湿痒，舌红苔黄腻，脉濡数或滑数。

五、适宜技术

【针刺】

1. 治法

调肾固精。

2. 取穴

以任脉穴、肾的背俞穴及肾经原穴为主。

主穴：关元、肾俞、太溪、志室、三阴交。

配穴：①虚证：肾气不固配复溜、气海；心脾两虚配心俞、脾俞；阴虚火旺配神门、然谷。②实证：湿热下注配中极、阴陵泉。

3. 操作

毫针常规刺。肾气不固和心脾两虚者，可加灸。

4. 方义

关元为任脉与足三阴经的交会穴，可补益下元虚损，振奋肾气；肾俞为肾的背俞穴，太溪为肾之原穴，配志室可补肾固精；三阴交为足三阴经交会穴，善调肝、脾、肾之经气而固摄精关。

> [按语]
>
> 1.针刺治疗遗精效果较好。功能性遗精在治疗的同时，应消除患者的思想顾虑；对于器质性疾病引起者，需同时治疗原发病。
>
> 2.在治疗的同时，要戒除不良习惯，如手淫、读淫秽刊物。

【艾灸】

1. 取穴

关元、肾俞、太溪、三阴交、志室。

2. 方法

关元、肾俞、志室可选用隔姜灸，根据病情轻重灸3～6壮，太溪、三阴交可用温和灸，每周3～4次，每次20分钟，以局部皮肤潮红为度。

> [按语]
>
> 1.无正常性生活的成年健康男子每月遗精1～2次属正常。
>
> 2.要养成良好的生活习惯，勿频繁手淫，房事勿过度，作息规律。
>
> 3.艾灸疗法对于遗精的疗效较好，但对于器质性疾病，要及时就医治疗。

NOTE

【拔罐】

选穴基础方：关元、三阴交、中极、肾俞。湿热下注加阴陵泉、膀胱俞；心脾两虚加心俞、脾俞、足三里；肾虚不固加命门、志室。操作：心俞、肾俞、膀胱俞可在放痧后加拔罐，可增强泄热化瘀之效；章门、命门、志室可用闪火法将罐吸附于皮肤上，留罐 15～20 分钟，以皮肤出痧为度；气海、精宫留罐 10 分钟，不强求皮肤出痧。每日 1 次。

【刮痧】

（一）实证

1. 治法

清热，利湿，止遗。取任脉、足少阴经、足厥阴经、足太阴经，以泻刮为主。

2. 处方与操作

泻刮任脉脐下至中极穴的循行线、足少阴肾经肓俞穴至大赫穴的循行线，以皮肤微红为度；平刮足太阴脾经阴陵泉穴至三阴交穴的循行线、足少阴肾经阴谷穴至太溪穴的循行线、足厥阴肝经膝关穴至中封穴的循行线，以皮肤微红为度。

湿热下注者，加角揉委中、阴陵泉穴。

（二）虚证

1. 治法

养心，健脾，固肾。取任脉、足太阳、足少阴、足太阴经，以补刮为主。

2. 处方与操作

补刮任脉脐下至关元穴的循行线、足太阳膀胱经第 1 侧线心俞穴至肾俞穴的循行线，均以皮肤微红为度；采用擦法横向快速摩擦八髎穴区，使之产生热量并向深部渗透至小腹；补刮足少阴肾经阴谷穴至太溪穴的循行线、足太阴脾经阴陵泉穴至三阴交穴的循行线，平刮足厥阴肝经膝关穴至中封穴的循行线，均以皮肤微红为度。

阴虚火旺者，加角揉太溪、复溜、神门穴；心脾两虚者，加角揉脾俞、足三里穴；肾气不固者，加角揉肾俞、太溪穴。

[按语]

1.刮痧对遗精初发者疗效较好。

2.刮痧后饮用 300～400mL 温开水。

3.遗精实证应间隔 3～6 日刮痧 1 次，虚证应间隔 6～7 日刮痧 1 次，一般连续 4 次为 1 个疗程，休息 1～2 周后再行第 2 个疗程。本病痊愈较慢，应至少坚持治疗 2～3 个疗程。

【敷贴】

药物组成：黄柏 20g、知母 20g、茯苓 20g、五倍子 30g、枣仁 20g。

操作：上药研细末混匀备用。每晚睡前取药末 10g 加蜂蜜调成糊饼状，贴于神阙穴，上覆清洁塑料薄膜一块，外盖纱布、胶布固定。第二晚洗去前药，再如前法敷贴。连续敷贴 10 次为 1 个疗程。

【耳针】

1.取穴

主穴：内生殖器、心、肾、皮质下。

配穴：①虚证：阴虚火旺证加交感。②实证：湿热下注证加脾、三焦；心脾两虚证加脾、胃；肾气不固证加肾上腺。

2.方法

（1）毫针法：湿热下注导致的遗精常用毫针法。耳郭常规消毒后，用毫针对准所选穴位刺入，心、肾两穴用补法，内生殖器、皮质下、脾、三焦等穴位用泻法。每次取一侧耳穴，两耳交替使用。留针 30 分钟。出针时迅速将毫针拔出，除特殊要求外，用消毒干棉球轻压针孔片刻，以防出血。每日或隔日 1 次，10 次为 1 个疗程，疗程间休息 5～7 天。

NOTE

（2）压籽法：主穴全取，再根据证型选加配穴。耳郭常规消毒后，按操作常规，用中药王不留行籽贴压在所选穴位上，边贴边按压，贴紧固定。嘱咐患者每日按压 4 次耳穴，湿热下注用泻法，一般用轻柔按摩手法。隔日换贴另一侧耳穴，10 次为 1 个疗程，疗程间休息 5 ～ 7 天。如对胶布过敏，及时取下，以免造成耳部水肿。

（3）埋针法：取穴及手法同压籽法。隔 1 ～ 3 日换埋另一侧耳穴，10 次为 1 个疗程，疗程间休息 5 ～ 7 天。

【熏蒸】

中药配方：黄连、肉桂各 6g，知母、黄柏、五倍子、菟丝子各 12g，仙鹤草、煅牡蛎、煅龙骨各 30g。

操作：将上药放入中药熏蒸气控治疗器的高压锅内煮 30 分钟，以药液熏蒸会阴。熏蒸时患者取坐位，温度控制在（45±1）℃，每次 30 分钟，每天 1 次。20 天为 1 个疗程。

第六节　早　泄

一、概述

早泄是指房事时过早射精而影响正常性交，多与遗精、阳痿相伴出现。

二、病因病机

早泄多由情志内伤，湿热侵袭，纵欲过度，久病体虚所致。基本病机为肾失封藏，精关不固。病位在肾，与心脾有关。虚多实少者常见。

三、辨证分型

1. 肝经湿热证

泄精过早，阴茎易举，阴囊潮湿、瘙痒坠胀，小便赤涩，口苦咽干，胸胁胀痛，舌质红，苔黄腻，脉弦滑。

2. 阴虚火旺证

过早泄精，性欲亢进，或伴有遗精，五心烦热，或有潮热盗汗，头晕目眩，腰膝酸软，舌红，少苔，脉细。

3. 肾气不固证

过早射精，或有遗精，性欲减退，勃起不坚，夜尿清长，面色㿠

NOTE

白，耳鸣，健忘，腰膝酸软，舌质淡，苔薄白，脉沉弱。

4. 心脾两虚证

射精过早，劳则加重，心悸怔忡，失眠健忘，神疲气短，四肢倦怠，面色少华，形体消瘦，食少便溏，舌质淡，舌苔薄白，脉细弱。

四、适宜技术

【针刺】

1. 治法

调肾固精。

2. 取穴

以任脉穴、肾的背俞穴及肾经原穴为主。

主穴：关元、肾俞、太溪、志室、三阴交。

配穴：肾气不固配复溜；心脾两虚配心俞、脾俞；阴虚火旺配然谷、照海；肝经湿热配蠡沟、中极。

3. 操作

毫针常规刺。肾虚不固及心脾两虚可加用灸法。

4. 方义

关元为任脉与足三阴经的交会穴，可补益下元虚损，振奋肾气；肾俞为肾的背俞穴，太溪为肾之经原穴，与志室合用可补肾固精；三阴交为足三阴经交会穴，取之可调养肝、脾、肾，以固精关。

[按语]

1. 在治疗期间应禁止房事，起居及房事养生规律，同时要戒烟戒酒。

2. 在针刺治疗的同时配合心理治疗，帮助患者克服悲观情绪，树立信心。

NOTE

【艾灸】

1. 取穴

关元、肾俞、太溪、三阴交、志室。

2. 方法

关元、肾俞、志室可选用隔姜灸，灸 5 壮；太溪、三阴交可用温和灸，每周 3 ～ 4 次，每次 20 分钟，以局部皮肤潮红为度。

> ［按语］
> 1. 要注意养成良好心态，树立信心，避免因精神心理因素导致的早泄。
> 2. 治疗期间注意节制房事，作息规律，戒烟戒酒。
> 3. 长期无改善者应及时就医。

【耳针】

1. 取穴

肾、外生殖器、睾丸、屏间、脑、交感、神门。

2. 方法

毫针法：耳郭常规消毒后，用毫针对准所选穴位刺入，用中强刺激手法，每次取一侧耳穴，两耳交替使用。留针 20 分钟。出针时迅速将毫针拔出，除特殊要求外，用消毒干棉球轻压针孔片刻，以防出血。隔日 1 次，10 次为 1 个疗程。

【熏蒸】

中药配方（固阳熏洗方）：蛇床子、五倍子、细辛、花椒各 20g。

操作：加入清水 400mL，煎煮 30 分钟至 100mL 左右备用。用时取适量药液加入热水，利用蒸气熏蒸阴茎头，待水温降低后将阴茎整体置于浴液中浸泡擦洗，每次 10 分钟，每日 1 次。

NOTE

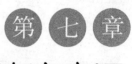

气血津液病证

第一节　内伤发热

一、概述

内伤发热是指以内伤为病因，脏腑功能失调，气血阴阳失衡为基本病机，以发热为主要临床表现的病症。一般起病缓慢，病程较长，热势轻重不一，但以低热为多，或自觉发热而体温并不升高。

二、病因病机

本病的病因主要是久病体虚、饮食劳倦、情志失调等，其病机主要为气血阴阳亏虚，以及气、血、湿等郁结壅遏而致发热。

三、适宜技术

【艾灸】

1. 取穴

大椎、曲池、足三里。

2. 方法

大椎、曲池选用雀啄灸；足三里选择温和灸。每天 1～2 次，每穴 5～10 分钟。

［按语］

1.艾灸疗法可以治疗发热，即古籍所谓："热证可灸。"但应该注意艾灸治疗的发热是由气血壅滞，经络阻塞所致发热病症，临床应该注意辨别。

2.高热者不宜艾灸疗法，应查明病因及时进行其他治疗，避免耽误病情。

3.艾灸疗法期间，宜适当饮温开水，保持室内通风。

【刮痧】

1.治法

清泻热邪。取督脉、足太阳经、手少阳经为主，以泻刮为主。

2.处方与操作

泻刮督脉大椎穴至命门穴的循行线、足太阳膀胱经第1侧线大杼穴至肾俞穴的循行线、第2侧线附分穴至志室穴的循行线，均要求出痧；泻刮手少阳三焦经四渎穴至阳池穴的循行线、手阳明大肠经曲池穴至阳溪穴的循行线、足阳明胃经足三里穴至解溪穴的循行线，以皮肤微红为度；采用拍法拍击肘窝、腘窝，手法宜轻，均要求出痧。

肺热内蕴者，加角揉曲池、尺泽穴；阳明气分热盛者，加角揉内庭穴；热入营血者，加角揉膈俞、血海穴；神昏抽搐者，加角揉内关、太冲穴。

［按语］

1.刮痧治疗高热有较好疗效，一般患者出痧色红而多。高热患者若斑疹隐隐，吐血便血或衄血，则不宜采用刮痧治疗。

2.刮痧后饮用300～400mL温热糖盐水，使患者微有汗出。

3.高热期间可间隔1～2日在痧退或未出痧的部位刮拭1次，若高热持续不退，应中西医结合治疗，以免延误病情。

NOTE

第二节 肥 胖

一、概述

肥胖是由于多种原因导致体内膏脂堆积过多，体重异常增加，并伴有头晕乏力、神疲懒言、少动气短等症状的一类病证。相当于西医学的单纯性肥胖和继发性肥胖。

二、病因病机

肥胖多因年老体弱、过食肥甘、缺乏运动、先天禀赋等导致气虚阳衰、痰湿瘀滞形成。

三、辨证分型

（一）虚证

1. 脾胃虚弱证

既往多有暴饮暴食史，肥胖臃肿，神疲乏力，身体困重，四肢轻度浮肿，晨轻暮重，劳累后更为明显，饮食如常或偏少，脘腹痞满，小便不利，大便溏或便秘，舌质淡胖，边有齿印，苔薄白或白腻，脉濡细。

2. 脾肾阳虚证

形体肥胖，易于疲劳，四肢不温，甚或四肢厥冷，喜食热饮，小便清长，舌淡胖，舌苔薄白，脉沉细。

（二）实证

1. 胃肠积热证

肥胖多食，消谷善饥，大便不爽，甚或干结，尿黄，或口干口苦，喜饮水，舌质红，苔黄，脉平或偏数。

2. 痰湿内盛证

形体肥胖，身体沉重，肢体困倦，脘痞胸满，喜卧懒动，嗜食肥甘醇酒，头晕，口干而不欲饮，舌质淡胖或大，苔白腻或白滑，脉滑。

3. 气郁血瘀证

肥胖懒动，喜太息，胸闷胁满，面晦唇暗，肢端色泽不鲜，甚或青紫，女性月经不调、量少甚或闭经，经血色暗或有血块，男子性欲下降，甚至阳痿，便干，失眠，舌质暗或有瘀斑、瘀点，舌苔薄，脉或滑或涩。

四、适宜技术

【针刺】

1. 治法

祛湿化痰，通经活络。

2. 取穴

以手足阳明经、足太阴经穴为主。

主穴：曲池、天枢、大横、阴陵泉、丰隆。

配穴：胃肠积热配上巨虚、内庭；脾胃虚弱配脾俞、足三里；脾肾阳虚配脾俞、肾俞、关元。

3. 操作

诸穴均视患者肥胖程度及取穴部位的不同而比常规刺深 0.5～1.5 寸，可用电针。

NOTE

4. 方义

肥胖之症，多责之脾胃肠腑。曲池为手阳明大肠经的合穴，天枢为大肠的募穴，两穴相配，可通利肠腑，降浊消脂；大横为局部取穴，可健脾助运；阴陵泉为足太阴脾经之合穴，健脾祛湿，丰隆乃足阳明胃经之络穴，可健脾利湿、化痰消脂，为治痰要穴，两穴合用，可分利水湿、蠲化痰浊。

[按语]

1. 针刺对单纯性肥胖症有较好疗效。在取得疗效后仍应调控饮食，坚持运动，以防体重回升。

2. 食物宜清淡，少食肥甘厚腻及煎炸之品，忌过度睡眠。

【艾灸】

1. 取穴

曲池、天枢、阴陵泉、丰隆。

2. 方法

天枢穴采用隔姜灸法，灸 3～6 壮；曲池、阴陵泉、丰隆采用温和灸法，每周 4～5 次，每穴 5～10 分钟，以局部皮肤温热潮红为度。

[按语]

1. 肥胖与日常生活习惯息息相关，要严格控制热量的摄入，少吃高热量食物。

2. 应积极参加适当的体育运动，增加热量消耗，以免体重回升。

3. 减肥应长期坚持，才能取得可观效果。

【拔罐】

拔罐对于原发性肥胖疗效显著。具体操作：以闪火法将中号玻璃罐，分别吸附在以神阙穴至关元穴长度为半径作的圆周上等分的 8 个部

位，同时取腰部及上臂、大腿处脂肪丰厚部位，留置 20 分钟为宜。第
1 周每日 1 次，1 周后隔日 1 次，1 个月后改为每周 2 次，治疗 3 个月
为 1 个疗程。

【刮痧】

（一）实证

1. 治法

清利胃肠，疏理肝气，消脂降浊。取足太阳经、任脉、手足阳明经
为主，以泻法为主。

2. 处方与操作

泻刮足太阳膀胱经第 1 侧线大杼穴至肾俞穴的循行线，要求出痧；
泻刮脊柱两侧夹脊穴 3 ～ 5 遍，以皮肤微红为度；平刮任脉中脘穴至中
极穴的循行线，注意避开肚脐，以皮肤微红为度；泻刮足阳明胃经天枢
穴至水道穴的循行线，以皮肤微红为度；泻刮手阳明大肠经曲池穴至合
谷穴的循行线、足阳明胃经足三里穴至丰隆穴的循行线，均以皮肤微红
为度。

胃热肠燥者，加角揉曲池、支沟、大横、内庭等穴；气郁血瘀者，
加角揉合谷、太冲、行间等穴。腹部肥胖者，加角揉关元、水道穴；臀
部肥胖者，加角揉秩边、环跳穴；臂部肥胖者，加角揉肩贞、臂臑、曲
池、支沟等穴；大腿部肥胖者，加角揉伏兔、梁丘、风市、殷门等穴。

（二）虚证

1. 治法

健脾益肾，温阳化气，利湿降浊。取足太阳经、任脉、足阳明经、
足太阴经为主，以补刮为主。

2. 处方与操作

补刮足太阳膀胱经第 1 侧线大杼穴至肾俞穴的循行线，不必强求出
痧；补刮脊柱两侧夹脊穴 3 ～ 5 遍，以皮肤微红为度；补刮任脉脐下至
中极穴的循行线、足阳明胃经天枢穴至水道穴的循行线，以皮肤微红为
度；补刮足太阴脾经阴陵泉穴至三阴交穴的循行线、足阳明胃经足三里

NOTE

穴至下巨虚穴的循行线，均以皮肤微红为度。

脾胃虚弱者，加角揉阴陵泉、三阴交穴；脾肾阳虚者，加角揉命门、关元穴。腹部肥胖者，加角揉气海、水道穴；臀部肥胖者，加角揉秩边、环跳穴；臂部肥胖者，加角揉肩贞、臂臑穴；大腿补肥胖者，加角揉伏兔、梁丘、风市、殷门等穴。

> [按语]
>
> 1. 刮痧对单纯性肥胖患者减肥效果肯定，无副作用。在逐步减轻体重的同时还能对全身脏腑进行综合调节，改善临床症状。
>
> 2. 刮痧后饮用 300 ~ 400mL 温开水。
>
> 3. 刮痧减肥开始治疗时可间隔 3 ~ 6 日刮痧 1 次，连续 10 次为 1 个疗程，休息 1 周后再开始第 2 个疗程，应坚持治疗 3 ~ 4 个疗程。待体重基本恢复正常后，可改为 6 ~ 10 日刮痧 1 次，坚持治疗数月，以巩固疗效。

【敷贴】

药物组成：制南星、大黄、三棱、莪术、冰片。

操作：按 3∶3∶3∶3∶1 的比例研成粉末，加甘油调成膏状，制成大小约 1.5cm×1.5cm，厚度约 0.3cm。敷于中脘、关元、气海、天枢、水道、大横穴上，胶布固定。每日 1 次，每次 6 ~ 8 小时。

【耳针】

1.取穴

肾、外生殖器、睾丸、屏间、脑、交感、神门。

2.治法

（1）压籽法：每次取一侧耳穴，两耳交替使用。耳郭常规消毒后，用中药王不留行籽贴压在所选穴位上，边贴边按压，贴紧固定，并嘱患者每日按压耳穴 3 ~ 5 次，以加强刺激。隔日换贴 1 次，5 次为 1 个疗程。如对胶布过敏，及时取下，以免造成耳部水肿。

NOTE

（2）毫针法：耳郭常规消毒后，用毫针对准所选穴位刺入，每次取一侧耳穴，两耳交替使用。留针 20～30 分钟。出针时迅速将毫针拔出，除特殊要求外，用消毒干棉球轻压针孔片刻，以防出血。

（3）埋针法：用 75% 乙醇擦拭耳郭相应部位。把皮内针或揿针刺入耳穴，用医用胶布固定并适度按压。嘱患者定时按压，每次埋针一侧耳穴，3～5 天换埋另一侧耳穴，出针时消毒埋针部位。7 次为 1 个疗程，疗程间休息 2 周。

【熏蒸】

中药配方：生大黄、决明子、茯苓、薏苡仁、冬瓜皮、玉米须、番泻叶、泽泻、荷叶、木瓜等。

操作：上述药物加水煎好，使用 HH-QL 型中药气疗仪进行熏蒸治疗。

NOTE

第三节 中 暑

一、概述

中暑是在夏日酷暑或高温环境下，感受暑热或高温而发生的以猝然昏倒、身热汗出、脉虚为主要表现的急性病证。

二、病因

中暑的病因主要有外因和内因，外因包括高温、烈日、通风、湿度等因素，内因则指工作强度、工作时间、睡眠等。另外，正气不足、年老、病后、疲劳、肥胖、饥饿、饮酒等为本病发生的诱因。

三、辨证分型

1. 轻症

在高温环境下出现头痛头晕、口渴、大量出汗、皮肤灼热、四肢无力、心悸、胸闷、注意力不集中、动作不协调等症状，体温在38℃以上，或出现面色苍白、皮肤四肢湿冷、血压下降、脉搏加快等虚脱表现。如及时处理，多在数小时内恢复。

2. 重症

持续高热，体温达40℃以上；昏迷伴频繁抽搐，重度脱水导致休克。严重者并发脑水肿、肺水肿、肝肾功能不全、心律失常及心功能不全。

四、适宜技术

【针刺】

（一）轻症

1. 取穴

大椎、曲池、合谷、内关，取督脉和手阳明经穴为主。

2. 方法

毫针刺用泻法。

3. 方义

大椎泄全身之热；曲池为手阳明之合穴，为清热要穴，合谷为手阳明大肠之原穴，两穴合用可泄阳明之暑热；内关通于阴维，阴维之脉行腹里、贯胸膈，清热泻三焦火，故能和胃止呕。

（二）重症

1. 取穴

以督脉和任脉经穴为主。

主穴：百会、水沟、十宣、曲泽、委中、阳陵泉、承山、神阙、关元。

配穴：渴饮加金津、玉液以清热生津。

2. 方法

暑热蒙心针刺用泻法，气阴两脱可用灸法。

3. 方义

百会醒脑通闭，开窍醒神；水沟醒神开窍，清热息风；十宣清热开窍醒神；曲泽为手厥阴心包经之穴，配合委中主治中暑；委中，膀胱经合穴而属血郄，刺之可泄血分热毒；十宣更有泄热治神、调节阴阳、开窍苏厥之功，阳陵泉舒筋解痉；承山为止搐缓挛之验穴；神阙和关元有

NOTE

回阳救逆之效。

【艾灸】

1. 取穴

大椎、曲池、合谷。

2. 方法

以上穴位均用温和灸法，以局部皮肤温热潮红为度。

［按语］

1. 中暑是临床常见急症，患者体温常高于39℃，病情严重者，首先采取物理降温措施，然后马上就医综合治疗。

2. 中暑患者应多饮糖盐水，饮食清淡，忌肥甘厚味。

【刮痧】

（一）轻症

1. 治法

清暑解表化湿。取足太阳经、手阳明经为主，以泻刮为主。

2. 处方与操作

泻刮足太阳膀胱经第1侧线大杼穴至肾俞穴的循行线，要求出痧；采用拍法对肘窝、腘窝进行拍击，均要求出痧；泻刮手阳明大肠经曲池穴至合谷穴的循行线，以皮肤微红为度；角揉曲池穴。

胸闷呕恶者，加角揉内关穴；头昏头痛者，加角揉太阳穴。

（二）重症

1. 治法

清暑凉营开窍。取督脉、手厥阴经为主，以泻刮为主。

2. 处方与操作

角揉百会穴；泻刮督脉大椎穴至命门穴的循行线，要求出痧；泻刮手厥阴心包经曲泽穴至大陵穴的循行线，手法宜轻，以皮肤微红为度；采用拍法拍击委中穴，要求出痧。

转筋抽搐者，加角揉阳陵泉、承山穴。

[按语]

1. 刮痧治疗中暑有较好的疗效，尤其对暑邪郁于肌表者，能够快速有效缓解症状。

2. 中暑若面色苍白、汗出较多，呼吸浅促，四肢逆冷，烦躁不安，甚则神昏，舌红或淡红少津，脉细数无力或至数不清，为气阴两竭，病情危重，不属刮痧治疗范畴，宜采用其他中西医疗法及时救治。年老体弱或病情严重者，预后不佳。

3. 刮痧后饮用 300 ～ 400mL 温糖盐开水，补充足够水分，饮食宜清淡，注意休息。

4. 隔 3 ～ 6 日再行刮痧 1 次。

NOTE

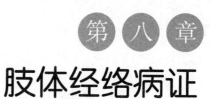

第八章

肢体经络病证

第一节 面 痛

一、概述

面痛是指面部一定部位出现阵发性、短暂性、剧烈性疼痛。面痛多发生于面部一侧的额部、上颌部和下颌部，以上、下颌出现疼痛居多，慢性者居多，并常反复发作。

西医学中的三叉神经痛有原发性和继发性两种，均可参考本病施治。

二、病因病机

面痛的发病多由风寒邪气客于面部经络，致使经脉凝滞闭阻、拘急收引，不通而痛；或由肝气郁结，郁而化火，夹胃热循经上扰；或由素体阴虚，房劳伤肾，阴虚火旺，虚火上炎，烧灼筋脉等原因所致；或由外伤，或病变日久不愈，或由情志因素诱发，气机不畅，或内生肿物，瘀血停滞经脉，不通而痛。

三、辨证分型

1. 实证

一般痛势急迫，病史较短多实。兼见局部肌肉抽搐，流泪、流涕、流涎，苔薄白，脉弦紧者，为外感风寒；兼见局部灼痛，烦躁易怒，口渴，便秘，苔黄而干，脉弦数者，为肝胃热盛；兼见痛点固定不移，舌暗有瘀斑，脉细涩者，为气血瘀滞。

2. 虚证

一般痛势缓和，病史较久多虚。兼见腰酸神倦，遇劳发作或加剧，形质消瘦，舌红少苔，脉细数者，为阴虚火旺。

四、适宜技术

【针刺】

1. 治法

通经活络，祛风止痛。

2. 取穴

以手、足阳明经穴为主。

主穴：四白、下关、地仓、合谷、内庭、太冲。

配穴：眼部疼痛配攒竹、阳白；上颌部疼痛配巨髎、颧髎；下颌部疼痛配承浆、颊车。

3. 操作

毫针泻法。针刺时宜先取远端穴，用重刺激手法，局部穴宜深刺、久留针。

4. 方义

四白、下关、地仓，疏通面部经络。合谷、太冲分属手阳明、足厥阴经，两经均循行于面部，两穴相配为"四关"穴，可祛风通络止痛；内庭为足阳明经荥穴，与面部腧穴相配，疏通阳明经气血。

[按语]

1. 三叉神经痛分为原发性和继发性两种，是一种顽固难治之证，针刺有较好的止痛效果。对继发性三叉神经痛要查明原因，采取适当措施。

2. 患者应起居有规律，忌食生冷辛辣刺激性食物，避免情绪过激、精神紧张。

NOTE

【艾灸】

1. 取穴

颊车、颧髎、四白、阳白、合谷、足三里。

2. 方法

颊车、颧髎、四白、阳白选用温和灸，合谷、足三里可以选择温灸盒灸。每穴 5～10 分钟，每周 2～3 次为宜。

［按语］

1. 艾灸过程中，注意询问患者感受，切勿烫伤患者面部。

2. 艾灸期间，宜多饮热开水，保持室内通风；少去公共场所。

【推拿】

本病采用以头面部为主推拿。

1. 头面部操作

（1）患者取仰卧位，用一指禅推法从阳白推至鱼腰、睛明、头维、太阳、上关、下关，每穴约 2 分钟。

（2）用拇指按揉法按揉四白、颧髎、颊车、翳风、太阳、听宫、听会、耳门，每穴约 2 分钟，以酸胀为度。用扫散法在患侧颞部足少阳胆经循行路线，自前上方向后下方操作，约 3 分钟。

（3）用大鱼际揉法揉患侧颜面部约 3 分钟。用指揉法揉触发点约 1 分钟，强刺激。

2. 上肢部操作

用拿法拿外关、合谷，每穴约 1 分钟，以酸胀为度。

以上治疗每次约 25 分钟，每天治疗 1 次，5 次为 1 个疗程。

［按语］

1. 嘱患者慎起居，避风寒，注意面部保暖，适当参加体育锻炼，增强体质，以便加速康复。

2. 戒烟酒，避免吃辛辣等刺激性食物。调节情志，避免不良情绪的刺激。

3. 对少数面痛治疗无效者，应考虑手术治疗；对继发性三叉神经痛，须查明原因，采取适当措施，对症治疗。

【刮痧】

（一）实证

1. 治法

疏散风寒，清泻肝胃，通经止痛。取督脉、足太阳、足少阳、足阳明经为主，以泻刮为主。

2. 处方与操作

泻刮督脉百会穴经上星穴至印堂穴的循行线、患侧太阳穴经角孙穴至风池穴的连线，不必出痧；平刮患侧从额部正中线向外经阳白穴至悬颅穴的连线、从攒竹穴经鱼腰穴至瞳子髎穴的连线、从鼻翼旁迎香穴由内向外经颧髎穴至下关穴的连线，均不必出痧；泻刮足太阳膀胱经第1侧线大杼穴至膈俞穴的循行线，要求出痧；角揉合谷穴。

外感风寒者，加角揉大椎、风门、外关等穴；肝胃热盛者，加角揉解溪、内庭、太冲、行间等穴；气血瘀滞者，加角揉膈俞、血海穴。

（二）虚证

1. 治法

滋阴泻火，通经止痛。取督脉、足太阳、足少阳、足阳明经为主，以补刮为主。

2. 处方与操作

补刮督脉从百会穴经上星穴至印堂穴的循行线，不必出痧；平刮患侧从额部正中线向外经阳白穴至悬颅穴的连线、从攒竹穴经鱼腰穴至瞳子髎穴的连线、从鼻翼旁迎香穴由内向外经颧髎穴至下关穴连的线，均不必出痧；角揉风池；补刮膀胱经第1侧线大杼穴至肾俞穴的循行线，不必强求出痧；角揉合谷、三阴交；补刮足少阴肾经阴谷穴至太溪穴的

NOTE

循行线，以皮肤微红为度。

[按语]

1. 刮痧对面痛有较好的即时止痛效应，尤其对原发性面痛疗效更为突出。严重疼痛频发者，应配合药物或采用综合方法治疗。

2. 刮痧后饮用300～400mL温开水。

3. 面痛实证者，可每日轻刮面部患侧，其他部位可间隔2～3日刮痧1次，虚证可间隔3～6日刮痧1次，连续8次为1个疗程，休息1～2周后再行第2个疗程，应连续治疗2～3个疗程。

【耳针】

1. 取穴

主穴：耳颞神经刺激点、面颊、三焦、皮质下、神门、枕、脑干、病变相应耳穴部位。

配穴：①实证：外感风寒加枕；肝胃热盛加肝、胃、大肠；气血瘀滞加肝、膈。②虚证：阴虚火旺加肾、脾。

2. 治法

（1）压籽法：每次取一侧耳穴，两耳交替使用。耳郭常规消毒后，用中药王不留行籽贴压在所选穴位上，边贴边按压，贴紧固定，并嘱患者每日按压耳穴3～5次，以加强刺激。隔日换贴1次，5次为1个疗程。如对胶布过敏，及时取下，以免造成耳部水肿。

（2）毫针法：耳郭常规消毒后，用毫针对准所选穴位刺入，每次取一侧耳穴，两耳交替使用。留针20～30分钟。出针时迅速将毫针拔出，除特殊要求外，用消毒干棉球轻压针孔片刻，以防出血。

（3）埋针法：用75%乙醇擦拭耳郭相应部位。把皮内针或揿针刺入耳穴，用医用胶布固定并适度按压。嘱患者定时按压，每次埋针一侧耳穴，3～5天换埋另一侧耳穴，出针时消毒埋针部位。7次为1个疗程，疗程间休息2周。

第二节 痿 证

一、概述

痿证是指肢体筋脉弛缓，软弱无力，不能随意运动，或伴有肌肉萎缩的一种病证。临床以下肢痿弱较为常见，亦称"痿躄"。"痿"指肢体痿弱不用，"躄"指下肢软弱无力，不能步履。

二、病因病机

1. 病因

感受温毒、湿热浸淫、饮食毒物所伤、久病房劳、跌仆瘀阻。

2. 病机

痿证的基本病机为气血津液输布不畅，筋肉四肢失养而痿弱不能用。病位在筋脉、肌肉，与肝、肾、肺、胃关系最为密切。病理因素主要为湿和热。病理性质虚多实少。本病以热证、虚证为多，虚实夹杂者亦不少见。外感温邪、湿热所致者，病初阴津耗伤不甚，邪热偏重，故属实证；但久延肺胃津伤，肝肾阴血耗损，则由实转虚，或虚实夹杂。内伤致病，脾胃虚弱，肝肾亏损，病久不已，气血阴精亏耗，则以虚证为主，但可夹湿、夹热、夹痰、夹瘀，表现本虚标实之候。故临床常呈现因实致虚、因虚致实和虚实错杂的复杂病机。

NOTE

三、类证鉴别

1. 痿证与偏枯

偏枯亦称半身不遂,是中风症状,病见一侧上下肢偏废不用,常伴有语言謇涩、口眼歪斜,久则患肢肌肉枯瘦,其瘫痪是由于中风而致,二者临床不难鉴别。

2. 痿证与痹证

痹证后期,由于肢体关节疼痛,不能运动,肢体长期废用,亦有类似痿证之瘦削枯萎者。但痿证肢体关节一般不痛,痹证则均有疼痛,其病因病机、治法也不相同,应予鉴别。

四、辨证分型

(一)实证

1. 肺热津伤证

发病急,病起发热,或热后突然出现肢体软弱无力,可较快发生肌肉瘦削,皮肤干燥,心烦口渴,咳呛少痰,咽干不利,小便黄赤或热痛,大便干燥,舌质红,苔黄,脉细数。

2. 湿热浸淫证

起病较缓,逐渐出现肢体困重,痿软无力,尤以下肢或两足痿弱为甚,兼见微肿,手足麻木,扪及微热,喜凉恶热,或有发热,胸脘痞闷,小便赤涩热痛,舌质红,舌苔黄腻,脉濡数或滑数。

(二)虚证

1. 脾胃虚弱证

起病缓慢,肢体软弱无力逐渐加重,神疲肢倦,肌肉萎缩,少气懒言,纳呆便溏,面色白或萎黄无华,面浮,舌淡苔薄白,脉细弱。

2. 肝肾亏损证

起病缓慢,渐见肢体痿软无力,尤以下肢明显,腰膝酸软,不能久立，甚至步履全废，腿胫大肉渐脱，或伴有眩晕耳鸣，舌咽干燥，遗精或遗尿，或妇女月经不调，舌红少苔，脉细数。

3. 脉络瘀阻证

久病体虚，四肢痿弱，肌肉瘦削，手足麻木不仁，四肢青筋显露，可伴有肌肉活动时隐痛不适，舌痿不能伸缩，舌质暗淡或有瘀点、瘀斑，脉细涩。

五、适宜技术

【针刺】

1. 治法

调和气血，濡养筋肉。

2. 取穴

以手足阳明经穴和相应夹脊穴为主。

主穴：上肢取肩髃、曲池、合谷、颈夹脊、胸夹脊；下肢取髀关、足三里、阳陵泉、三阴交。

配穴：①实证：肺热津伤配鱼际、尺泽；湿热浸淫配阴陵泉、中极。②虚证：脾胃虚弱配脾俞、胃俞；肝肾亏虚配肝俞、肾俞；脉络瘀阻配膈俞、血海。

3. 操作

鱼际、尺泽针用泻法，或三棱针点刺出血；上肢肌肉萎缩手阳明经排刺；下肢肌肉萎缩足阳明经排刺。余穴均常规操作。

4. 方义

阳明经多气多血，选上、下肢阳明经穴位，可疏通经络，调理气血，取"治痿独取阳明"之意；夹脊穴位于督脉之旁，可调脏腑阴阳，通行气血；阳陵泉乃筋之会穴，能通调诸筋；三阴交可健脾、补肝、益肾，以达强筋壮骨之目的。

NOTE

[按语]

1. 本病采用针刺疗法可获得较好疗效，但久病难复者应配合其他疗法。

2. 卧床患者应保持四指功能位。还应采取适当活动体位等措施，避免发生褥疮、呼吸系统感染、泌尿系统感染、下肢深静脉血栓等并发症。在治疗的同时，最好配合主动及被动的肢体功能锻炼，以助及早康复。

3. 应注意与偏枯及痹证相鉴别。

【艾灸】

1. 取穴

肩髃、曲池、阳溪、髀关、中脘、梁丘、解溪。

2. 方法

肩髃、曲池、阳溪、髀关、梁丘、中脘可以选择温和灸；中脘可以用艾灸盒灸。轻者每天 1 次，每穴 15～20 分钟；重者每日 2～3 次，每穴 15～20 分钟。

[按语]

1. 艾灸疗法可以改善肌肉痿软无力等症状。

2. 艾灸疗法不适用于肺热津伤或湿热浸淫而致痿的患者，一般用于肝肾亏损或脉络瘀阻证患者。

3. 艾灸期间，宜多饮热开水。

【推拿】

本病采用整体推拿法。

1. 胸腹部操作

患者取仰卧位，术者以一指禅推法作用于膻中、中脘、气海、关元穴，每穴 1～2 分钟。

2. 上肢部操作

（1）患者取坐位，术者以㨰法作用于患侧肩部，自上而下被动运动患肢，反复操作 3 遍。

（2）术者以拇指按揉肩髃、曲池、尺泽、手三里、外关、内关、合谷等穴，力度以患者耐受为度，每穴 1 分钟。

（3）患者取坐位，术者用拿法在腕关节施术，以捻法在指关节、腕关节治疗，操作 2 ～ 3 分钟。

（4）术者以擦法作用于患肢，以局部透热为度。

3. 背部操作

（1）患者取俯卧位，术者用㨰法在患者背部膀胱经及督脉进行治疗，以透热为度。

（2）术者用拇指按揉患者的肝俞、脾俞、肺俞、胆俞、肾俞、命门穴等，每穴按揉 1 分钟。

4. 下肢部操作

（1）术者以㨰法在患侧下肢内侧、外侧及后面反复操作 3 遍。

（2）术者用拇指按揉环跳、委中、委阳、承山、飞扬、解溪、太溪穴，操作 3 ～ 4 分钟，最后用双手拿患侧下肢。

以上治疗每次 15 ～ 20 分钟，每天治疗 1 次，5 次为 1 个疗程。

［按语］

1. 饮食以清淡为宜，切忌食用辛辣刺激性的食物。

2. 注意保持心情舒畅，劳逸结合，避免情绪受到刺激。

3. 要注意保证每日的充足睡眠，加强患侧的功能锻炼，适当运动增强体质，提高免疫力。

【拔罐】

选穴基础方：相应夹脊穴、足三里、脾俞、肾俞。上肢肌肉萎缩者，加手三里、肩髃、肩髎、曲池；下肢肌肉萎缩者，加髀关、梁丘、足三里、阳陵泉。采用留罐法，每次取 6 ～ 8 个穴位，用闪火法拔罐，

NOTE

留置 15 ～ 20 分钟。

【刮痧】

（一）实证

1. 治法

祛邪通络，清热利湿，濡养筋脉。取督脉、足太阳经、手阳明经、足阳明经、足太阴经，以泻刮为主。

2. 处方与操作

泻刮督脉后发际经大椎穴至腰阳关穴的循行线、足太阳膀胱经第 1 侧线大杼穴至大肠俞穴的循行线，均要求出痧；采用擦法横向快速摩擦八髎穴区，使之产生热量并向深部渗透至小腹；泻刮脊柱两侧夹脊穴，以皮肤微红为度；泻刮手阳明经曲池穴至合谷穴的循行线、足阳明胃经足三里穴至下巨虚穴的循行线，以皮肤微红为度；补刮足太阴脾经阴陵泉穴至三阴交穴的循行线，以皮肤微红为度。

肺热津伤者，加角揉肺俞、尺泽穴；湿热浸淫者，加角揉脾俞、阴陵泉、丰隆等穴。上肢肌肉萎缩者，加角揉臑俞、肩髃、肩髎、曲池、手三里、合谷等穴；下肢肌肉萎缩者，加角揉髀关、梁丘、伏兔、足三里、阳陵泉、三阴交等穴。

（二）虚证

1. 治法

补益脾胃，补益肝肾，濡养筋脉。取督脉、足太阳经、手阳明经、足阳明经、足太阴经、足少阴经、足厥阴经，以补刮为主。

2. 处方与操作

补刮督脉后发际经大椎穴至腰阳关穴的循行线、足太阳膀胱经第 1 侧线大杼穴至大肠俞穴的循行线，均不必强求出痧；采用擦法横向快速摩擦八髎穴区，使之产生热量并向深部渗透至小腹；补刮脊柱两侧夹脊 3 ～ 5 遍，以皮肤微红为度；补刮手阳明经曲池穴至合谷穴的循行线、足阳明胃经足三里穴至下巨虚穴的循行线、足太阴脾经阴陵泉穴至三阴交穴的循行线、足少阴肾经阴谷穴至太溪穴的循行线、足厥阴肝经膝关穴至中封穴的循行线，均以皮肤微红为度。

脾胃虚弱者，加角揉气海、关元、足三里等穴；肝肾亏损者，加角揉肝俞、肾俞，悬钟、阳陵泉等穴。上肢肌肉萎缩者，加角揉臑俞、肩髃、肩髎、曲池、手三里、合谷等穴；下肢肌肉萎缩者，加角揉髀关、梁丘、伏兔、足三里、三阴交等穴。

［按语］

1. 刮拭治疗痿证对肌肉萎缩的恢复有一定疗效，但应进行必要的检查明确诊断，并配合中西药物综合治疗。

2. 刮痧后饮用 300 ～ 400mL 温开水。

3. 间隔 3 ～ 6 日刮痧 1 次，连续 8 次为 1 个疗程，休息 2 周后再开始第 2 个疗程，应坚持治疗 8 ～ 10 个疗程。

NOTE

第三节　痹　证

一、概述

痹证是由于风、寒、湿、热等邪气闭阻经络，影响气血运行，导致肢体筋骨、关节、肌肉等处发生疼痛、重着、酸楚、麻木，或关节屈伸不利、僵硬、肿大、变形等症状的一种疾病。轻者病在四肢关节肌肉，重者可内舍于脏。

二、病因病机

1.病因

正气不足，卫外不固；风寒湿热，外邪入侵。

2.病机

痹证病机根本为邪气痹阻经脉，即风、寒、湿、热、痰、瘀等邪气滞留于肢体筋骨、关节、肌肉、经脉，气血痹阻不通，不通则痛。病理因素为风、寒、湿、热。病初以邪实为主，邪在经脉，累及筋骨、肌肉、关节。痹病日久，耗伤气血，损及肝肾，病理性质虚实相兼；部分患者肝肾气血大伤，而筋骨肌肉疼痛酸楚症状较轻，呈现以正虚为主的虚痹。此外，风、寒、湿、热之邪也可由经络内舍脏腑，出现相应的脏腑病变。

痹证日久，容易出现下述三种病理变化：一是风寒湿痹或热痹日久不愈，气血运行不畅日甚，瘀血痰浊阻痹经络，出现皮肤瘀斑、关节周围结节、关节肿大畸形、屈伸不利等症；二是病久使正气耗伤，呈现不同程度的气血亏损或肝肾不足证候；三是痹证日久不愈，病邪由经络而累及脏腑，出现脏腑痹的证候，其中以心痹较为多见。

三、类证鉴别

与痿证的鉴别

鉴别要点首先在于痛与不痛，痹证以关节疼痛为主，而痿证则为肢体力弱，无疼痛症状；其次要观察肢体的活动障碍，痿证是无力运动，痹证是因痛而影响活动；再者，部分痿证病初即有肌肉萎缩，而痹证则是由于疼痛甚或关节僵直不能活动，日久废而不用导致肌肉萎缩。

四、辨证分型

1. 风寒湿痹

（1）行痹：肢体关节、肌肉疼痛酸楚，屈伸不利，疼痛呈游走性，初起可见有恶风、发热等表证，舌苔薄白，脉浮或浮缓。

（2）痛痹：肢体关节疼痛，痛势较剧，部位固定，遇寒则痛甚，得热则痛缓，关节屈伸不利，局部皮肤或有寒冷感，舌质淡，舌苔薄白，脉弦紧。

（3）着痹：肢体关节、肌肉酸楚、重着、疼痛，肿胀散漫，关节活动不利，肌肤麻木不仁，舌质淡，舌苔白腻，脉濡缓。

2. 风湿热痹

游走性关节疼痛，可涉及一个或多个关节，活动不便，局部灼热红肿，痛不可触，得冷则舒，可有皮下结节或红斑，常伴有发热、恶风、汗出、口渴、烦躁不安等全身症状，舌质红，舌苔黄或黄腻，脉滑数或浮数。

NOTE

3. 痰瘀痹阻证

痹证日久，肌肉关节刺痛，固定不移，或关节肌肤紫暗、肿胀，按之较硬，肢体顽麻或重着，或关节僵硬变形，屈伸不利，有硬结、瘀斑，面色黧黯，眼睑浮肿，或胸闷痰多，舌质紫暗或有瘀斑，舌苔白腻，脉弦涩。

4. 肝肾亏虚证

痹证日久不愈，关节屈伸不利，肌肉瘦削，腰膝酸软，或畏寒肢冷，阳痿，遗精，或骨蒸劳热，心烦口干，舌质淡红，舌苔薄白或少津，脉沉细弱或细数。

五、适宜技术

【针刺】

1. 治法

疏经活络，通痹止痛。

2. 取穴

以局部穴为主。

主穴：肩部取阿是穴、肩髃、肩髎、肩贞、臑俞；肘部取阿是穴、曲池、天井、尺泽、少海；腕部取阿是穴、阳池、外关、阳溪、腕骨；脊背取阿是穴、大杼、身柱、腰阳关、夹脊；髀部取阿是穴、环跳、居髎、秩边、髀关；膝部取阿是穴、血海、梁丘、膝眼、阳陵泉；踝部取阿是穴、申脉、照海、昆仑、丘墟。

配穴：①风寒湿痹：行痹配膈俞、血海；痛痹配肾俞、关元；着痹配阴陵泉、足三里。②风湿热痹配大椎。另可根据痹痛部位循经远部取穴。

3. 操作

毫针常规刺，病在筋骨可深刺，可用电针。风寒湿痹可加用灸法，热痹局部可点刺出血。

4. 方义

疼痛局部取穴及循经选穴可疏通经络气血，使营卫调和而风寒湿热等邪无所依附，经络疏通，痹痛遂解，达到"痛则不通"之目的。

［按语］

1. 针刺治疗痹证有较好疗效，对风湿性关节炎效果尤佳。类风湿关节炎病情缠绵反复，属于顽痹范畴，非一时能获效。

2. 本病应注意排除骨结核、肿瘤等，以免延误病情。

3. 患者平时应注意关节保暖，避免风寒湿邪的侵袭。

【艾灸】

1. 取穴

以局部取穴和阿是穴为主，常用穴位有风门、肝俞、肾俞、关元、足三里、阴陵泉。

2. 方法

肝俞、肾俞、关元用艾灸盒灸；风门、足三里、阴陵泉用温和灸。寒湿痹证可用隔姜灸。轻者每天 1 次，每穴 15 ～ 20 分钟；重者每日 2 ～ 3 次，每穴 15 ～ 20 分钟。

［按语］

1. 艾灸疗法可以改善痹证所引发的疼痛、麻木等不舒适的症状。

2. 艾灸疗法不适宜热痹证，一般用于着痹、痛痹患者。

3. 艾灸疗法期间，宜多饮温开水。

【推拿】

本病采用以局部关节为主推拿。

1. 背部操作

（1）患者取俯卧位，术者于一侧，以推法操作于背部的膀胱经、督

NOTE

脉，自上而下操作 3 遍。

（2）术者以拇指揉法施于患者背部膈俞、脾俞、肾俞、胃俞穴，力度以局部酸胀为度。

2. 关节部位操作

（1）大关节部位：应用擦法在大关节面施术，在病变周围以点按法操作，以局部酸胀为度；搓法在关节部位操作 3 ~ 5 遍。

（2）小关节部位：术者以一指禅手法在小关节部位操作，配合点按局部穴位 1 ~ 2 分钟；用捻法治疗 2 ~ 3 遍。

（3）活动受限的部位：术者以摇法进行操作 3 遍。

（4）患者取坐位或仰卧位，术者进行患侧的抖法，操作 1 ~ 2 遍。

以上治疗每次 15 ~ 20 分钟，每天治疗 1 次，5 次为 1 个疗程。

［按语］

1. 痹证病情缠绵且容易在感受外邪后复发，注意日常起居。

2. 患者关节功能障碍者，要及时进行适当的康复功能锻炼，注意保暖，忌食辛辣、生冷食物。

3. 在治疗过程中如果出现酸胀感明显或者位置改变，属于正常情况，尤其是在手法开始治疗时。

4. 适当进行体育锻炼，增强体质，提高机体免疫力。

【拔罐】

拔罐治疗痹证，止痛效果显著。选穴多以局部经穴、阿是穴为主，采用留罐法，常规闪火法拔罐，留罐 15 ~ 20 分钟，每日 1 次。

【刮痧】

（一）风寒湿痹

1. 治法

祛风除湿散寒，通络止痛。取督脉、足太阳经为主，以泻刮为主。

2. 处方与操作

泻刮督脉后发际至命门穴的循行线、足太阳膀胱经第 1 侧线大杼穴至肾俞穴的循行线，均要求出痧。

行痹者，加角揉膈俞、血海穴；痛痹者，加角揉肾俞、关元穴；着痹者，加角揉足三里、阴陵泉穴。

病变位于肩部者，加角揉肩髃、肩髎、臑俞等穴；病变位于肘部者，加角揉曲池、天井、尺泽等穴；病变位于腕部者，加角揉阳池、阳溪、腕骨等穴；病变位于脊背者，加角揉身柱、腰阳关、后溪等穴；病变位于髀部者，加角揉环跳、居髎、悬钟等穴；病变位于股部者，加角揉秩边、水扶、阴陵泉等穴；病变位于膝部者，加角揉犊鼻、梁丘、阳陵泉等穴；病变位于踝部者，加角揉申脉、照海、昆仑、解溪等穴。

（二）风湿热痹

1. 治法

祛风清热除湿，通络止痛。取督脉、足太阳经为主，以泻刮为主。

2. 处方与操作

泻刮督脉后发际经大椎穴至命门穴的循行线、足太阳膀胱经第1侧线大杼穴至三焦俞穴的循行线，均要求出痧；采用拍法拍击曲泽、委中，要求出痧；角揉大椎、风门、阴陵泉。

发热恶风者，加角揉曲池、合谷。

[按语]

1. 刮痧治疗痹证有较好的效果，尤其对风湿性关节炎。对于类风湿关节炎因其病情缠绵反复，属于顽痹范畴，非一时能获效。

2. 刮痧后饮用 300～400mL 温开水。

3. 风湿热痹高热患者，可在刮痧治疗后休息1～2日再行刮痧，待病情稳定后与风寒湿痹患者一样间隔3～6日刮痧1次，连续4次为1个疗程，休息2周后再开始第2个疗程，应坚持治疗2～3个疗程。

【敷贴】

药物组成：血竭、当归、丹参、赤芍各等量。

NOTE

操作：上药共研末，姜汁适量调成糊状。贴于患处阿是穴，每天1贴，2天换1次。

【耳针】

1. 取穴

主穴：神门、脾、内分泌、皮质下、肾上腺、患病关节对应的耳穴。

配穴：①风寒湿痹：行痹加风溪；痛痹加交感；着痹加三焦。②风湿热痹加风溪。③痰瘀痹阻证加耳中。④肝肾亏虚证加肝、肾、三焦。

2. 治法

（1）压籽法：每次取一侧耳穴，两耳交替使用。耳郭常规消毒后，用中药王不留行籽贴压在所选穴位上，边贴边按压，贴紧固定，并嘱患者每日按压耳穴3～5次，以加强刺激。隔日换贴1次，5次为1个疗程。如对胶布过敏，及时取下，以免造成耳部水肿。

（2）毫针法：耳郭常规消毒后，用毫针对准所选穴位刺入，每次取一侧耳穴，两耳交替使用。留针20～30分钟。出针时迅速将毫针拔出，除特殊要求外，用消毒干棉球轻压针孔片刻，以防出血。

（3）埋针法：用75%乙醇擦拭耳郭相应部位。把皮内针或揿针刺入耳穴，用医用胶布固定并适度按压。嘱患者定时按压，每次埋针一侧耳穴，3～5天换埋另一侧耳穴，出针时消毒埋针部位。7次为1个疗程，疗程间休息2周。

【熏蒸】

熏蒸疗法适用于风寒湿痹和痰瘀痹阻证。

中药配方：①风寒湿痹：当归20g，黄芪20g，独活25g，伸筋草10g，透骨草15g，川羌活15g，秦艽15g，桂枝10g，苍术10g，杜仲20g，桑寄生10g，制附片10g，干姜20g，露蜂房10g，威灵仙12g。②痰瘀痹阻：威灵仙15g，伸筋草15g，川牛膝15g，海风藤10g，红花15g，苏木15g，细辛10g，透骨草15g，白芥子10g，清半夏12g，嫩桑枝 30g。

用温水浸泡药物半小时，将其放至熏蒸器中再加入适量水，温度根据患者体质、忍受力进行调节，每次 15～30 分钟，连续 7 天，休息 1～2 天，20 天为 1 个疗程。

NOTE

高血压和糖尿病

第一节 高血压

一、概述

高血压是一种以体循环动脉血压持续升高为特征的心血管综合征，分为原发性高血压和继发性高血压。原发性高血压是一种以血压升高为主要临床表现，而病因尚未明确的独立疾病。继发性高血压是指由某些确定的疾病和原因引起的血压升高，高血压只是该种疾病的临床表现之一。

高血压初期血压呈波动性，血压可暂时性升高，但仍可自行下降和恢复正常。血压升高与情绪激动、精神紧张、焦虑及体力活动有关，休息或去除诱因血压可下降。随着病程迁延，尤其在并发靶器官损害或有并发症之后，血压逐渐呈稳定和持久性升高，此时血压仍可波动，但多数时间血压处于正常水平以上。

大多数患者起病隐袭，症状缺如或不明显，仅在体检或其他疾病就医时才被发现。有的患者可出现头痛、头晕、心悸、后颈部疼痛、后枕部或颞部搏动感，还有的表现为神经症状，如失眠健忘或记忆力减退、注意力不集中、耳鸣、情绪易波动或发怒及神经质等。病程后期心、脑、肾等靶器官受损或有并发症时，可出现相应的症状。

血压水平的分类与分级见附表1。

NOTE

附表 1　血压水平的分类与分级

类别	收缩压 /mmHg	舒张压 /mmHg
正常血压	< 120	< 80
正常高值	120 ～ 139	80 ～ 89
高血压		
1 级高血压（轻度）	140 ～ 159	90 ～ 99
2 级高血压（中度）	160 ～ 179	100 ～ 109
3 级高血压（重度）	≥ 180	≥ 110
单纯收缩期高血压	≥ 140	< 90

注：①当收缩压和舒张压分属于不同分级时，以较高的级别作为标准。②以上诊断标准适用于成人。

二、病因病机

1. 病因

高血压病因至今未明，目前认为是在一定的遗传易感性基础上与环境因素共同作用的结果。高钠低钾饮食、超重和肥胖、吸烟、饮酒、情绪紧张等是高血压的危险因素。

2. 病机

高血压的血流动力学特征主要是总外周血管阻力相对或绝对增高。主要集中在以下几个环节：交感神经系统活性亢进、肾性水钠潴留、肾素 – 血管紧张素 – 醛固酮系统激活、血管内皮功能紊乱、胰岛素抵抗，以及体液因素。

三、类证鉴别

1. 肾实质性疾病

原发或继发性肾脏实质病变，是常见的继发性高血压病因之一，包括急、慢性肾小球肾炎、多囊肾；肾实质性高血压的诊断依赖于：①肾脏实质性疾病病史，蛋白尿、血尿及肾功能异常多发生在高血压之前或同时出现。②体格检查往往有贫血貌、肾区肿块等。

NOTE

2. 原发性醛固酮增多症

本病由于肾上腺自主分泌过多醛固酮，导致水钠潴留、高血压、低血钾和血浆肾素活性受抑制的临床综合征。常见原因是肾上腺腺瘤、单侧或双侧肾上腺增生。典型的症状和体征有：①轻至中度高血压。②多尿尤其夜尿增多，口渴，尿比重下降，碱性尿和蛋白尿。③发作性肌无力或瘫痪、肌痛、手足麻木等。凡高血压者合并上述 3 项临床表现，并有低钾血症、高血钠性碱中毒而无其他原因可解释的，应考虑本病之可能。

3. 嗜铬细胞瘤

一种起源于肾上腺嗜铬细胞的肿瘤，临床表现为持续性或阵发性高血压，伴典型的嗜铬细胞瘤三联征，即阵发性"头痛、多汗、心悸"，且可造成严重的心、脑、肾损害。CT、MRI 可发现肾上腺或腹主动脉旁交感神经节的肿瘤。嗜铬细胞瘤的功能诊断主要依赖于生化检测体液中的儿茶酚胺含量及其代谢产物。

4. 库欣综合征

本病是由肾上腺皮质分泌过量糖皮质激素所致，除表现为高血压外，还有向心性肥胖、面色红润、皮肤紫纹、毛发增多，以及血糖增高等表现。

5. 肾动脉狭窄

肾动脉狭窄的根本特征是肾动脉主干或分支狭窄，导致患肾缺血，肾素 – 血管紧张素系统活性明显增高，引起高血压及肾功能减退。肾动脉粥样硬化是最常见的病因，其次为大动脉炎及纤维肌性发育不良。

6. 主动脉缩窄

本病包括先天性主动脉缩窄及获得性主动脉缩窄。主动脉缩窄主要表现为上肢高血压，而下肢脉弱或无脉，双下肢血压明显低于上肢（ABI < 0.9），听诊可发现狭窄的部位和程度。一般认为如果病变的直径狭窄 ≥ 50%，且病变远近端收缩压差 ≥ 20mmHg，则有血流动力学的功能意义。

NOTE

四、适宜技术

【针刺】

1. 治法

平肝潜阳，调和气血。

2. 取穴

以足厥阴经、足少阳经穴为主。

主穴：百会、风池、太冲、合谷、曲池、三阴交。

配穴：肝阳上亢配行间、侠溪；肝肾阴虚配肾俞、肝俞；痰湿中阻配丰隆、中脘；气虚血瘀配足三里、膈俞；阴阳两虚配关元、肾俞。

3. 操作

太冲可向涌泉透刺，以增加滋阴潜阳之力；其他腧穴常规针刺；痰湿壅盛、气虚血瘀、阴阳两虚者，百会可加灸。

4. 方义

百会居于颠顶，为诸阳之会，针之可泻诸阳之气；风池疏调头部气机，还可平肝潜阳；太冲为肝之原穴，可疏肝理气，平降肝阳；合谷、曲池清泻阳明，理气降压；三阴交为足三阴经交会穴，可调补肝脾肾，配伍应用以治其本。

［按语］

1. 对 I、II 期高血压病有较好的效果，对 III 期高血压可改善症状，应配合中西降压药物治疗。高血压脑病、高血压危象应采取综合治疗措施，慎用针刺疗法。

2. 针刺治疗期间应嘱患者不要突然停药，治疗一段时间，待血压降至正常或接近正常，自觉症状明显好转或基本消失后，逐渐减少药量。切不可骤然停药或减药太快，以免出现意外。

NOTE

【推拿】

推拿操作关键技术在于以头颈部和腰背部为主，尤其是推桥弓穴要有量的积累。另外，操作时应把握手法作用点、作用力及作用力的方向。

1. 头面颈项部操作

（1）患者取坐位，术者位于患者后侧。取其风池、大杼、安眠等穴，施一指禅推法，并拿风池穴，时间约5分钟。

（2）继上势，术者位于其前侧方，以一指禅推印堂、头维、太阳穴，并分抹前额。时间5～8分钟。

（3）继上势，术者在头顶部用五指拿法拿五经5～6遍，在头颞部沿足少阳经循行路线施扫散法。

（4）继上势，术者以拇指桡侧面平推桥弓穴（枕骨乳突至缺盆连线），左右各100次。

2. 腰部及足底操作

患者取俯卧位，取膀胱经的肝俞、胆俞、脾俞、肾俞等穴施按揉法，并配合擦法，横擦腰骶八髎部，直擦脚底涌泉穴，透热为度。

每次总治疗约20分钟，必要时可重复背部压痛点操作1次。

［按语］

1. 严格掌握排除标准，在明确诊断的情况下方可进行操作。

2. 对高血压危象者，不宜用推拿。

3. 保持足够的睡眠，可经常自我推拿保健。

4. 避免精神刺激及过度疲劳、寒冷刺激，合理饮食，避免过食烟酒、甘肥、生冷食物。

【拔罐】

选取背部压痛点局部或相应华佗夹脊穴或背俞穴刺血，每次刺血1～2个部位。继发性高血压不宜简单拔罐，应以治疗原发疾病为主。

【刮痧】

1. 治法

取督脉、足太阳经、足少阳经、足厥阴经，以泻刮为主。

2. 处方与操作

泻刮足少阳胆经风池穴经肩井穴至肩峰的循行线、督脉哑门穴至大椎穴的循行线、足太阳膀胱经第 1 侧线大杼穴至大肠俞穴的循行线，均要求出痧；泻刮以百会穴为中心向前至神庭穴，向左右至角孙穴，向后至哑门穴的全头部，不必出痧；泻刮足厥阴肝经太冲至行间的循行线，不必出痧。

[按语]

1. 刮痧能有效缓解高血压带来的不适症状，但刮痧只能作为一种辅助治疗手段，并不能取代药物的降压效果。

2. 刮痧后酌情饮用 300 ～ 400mL 温开水。

3. 应间隔 3 ～ 6 日刮痧 1 次，连续 6 次为 1 个疗程，休息 2 周后再开始第 2 个疗程，应坚持治疗 2 ～ 3 个疗程。

【耳针】

1. 取穴

主穴：降压点、神门、心、肝、肾、皮质下、内分泌。

配穴：耳尖、耳背静脉、顶、枕、颞。

2. 治法

（1）毫针法：耳郭常规消毒后，用毫针对准所选穴位刺入，每次取一侧耳穴，两耳交替使用。留针 1 小时，留针期间，间歇捻针。出针时迅速将毫针拔出，除特殊要求外，用消毒干棉球轻压针孔片刻，以防出血。每日 1 次，14 天为 1 个疗程。

（2）压籽法：每次取一侧耳穴，耳郭常规消毒后，用中药王不留行籽贴压在所选穴位上，边贴边按压，贴紧固定。并嘱患者每天在感觉饥

NOTE

饿时或饭前按压，每次按压 3 分钟左右，中强度刺激，3 天换对侧耳穴，7 天为 1 个疗程，疗程间隔 5 天。如对胶布过敏，及时取下，以免造成耳部水肿。

（3）刺血法：每次取一侧耳穴，左右耳交替进行，按摩耳郭使其充血后，以 75% 乙醇做常规消毒，用注射针头点刺耳尖、耳背静脉及项、枕、颞，每隔 3 天治疗 1 次，每个穴位出血量为 10 ~ 20 滴。

第二节　糖尿病

一、概述

糖尿病是一组多种病因引起，胰岛素分泌和（或）作用缺陷，以慢性高血糖为特征的内分泌代谢性疾病。糖尿病系慢性进行性疾病，除1型起病较急外，2型一般起病徐缓，轻症早期常无症状，至症状出现常历时数年至数十年不等。典型临床表现为多饮、多食、多尿及消瘦。长期碳水化合物及脂肪、蛋白质代谢紊乱可引起多系统损害，导致眼、肾、神经、心脏、血管等组织器官的慢性进行性病变、功能减退及衰竭。病情严重或应激时可发生急性代谢紊乱，如酮症酸中毒、高血糖高渗综合征，且易并发各种感染。

（一）诊断

糖尿病诊断以静脉血浆血糖异常升高作为依据。临床上对有"三多一少"症状，原因不明的酸中毒、失水、昏迷、休克，反复发作的皮肤疖或痈、真菌性阴道炎、结核病等，血脂异常、高血压、冠心病、脑卒中、肾病、视网膜病、周围神经炎、下肢坏疽及代谢综合征高危人群均为糖尿病的重要诊断线索。应注意单纯空腹血糖正常不能排除糖尿病的可能性，应加验餐后血糖，必要时进行 OGTT。目前我国采用 1999 年 WHO 糖尿病标准：典型糖尿病症状（多饮、多尿、多食、体重下降）加随机血糖检测 ≥ 11.1mmol/L 或空腹血糖检测 ≥ 7.0mmol/L 或葡萄糖负荷后 2 小时血糖检测 ≥ 11.1mmol/L。

NOTE

（二）分类

糖尿病的分类目前采用 1999 年 WHO 分类标准。

1. 糖尿病的分类（1999，WHO）

（1）1 型糖尿病：①免疫介导性；②特发性。

（2）2 型糖尿病。

（3）其他特殊类型糖尿病：①胰岛 B 细胞功能遗传性缺陷；②胰岛素作用遗传性缺陷；③胰腺外分泌疾病；④内分泌疾病；⑤药物或化学品所致的糖尿病；⑥感染：先天性风疹、巨细胞病毒感染及其他；⑦不常见的免疫介导性糖尿病；⑧其他与糖尿病相关的遗传综合征。

（4）妊娠期糖尿病（GDM）。

2. 1 型和 2 型糖尿病临床特征比较（附表 2）

附表 2　1 型和 2 型糖尿病临床特征比较

	1 型糖尿病	2 型糖尿病
起病年龄	多＜ 30 岁	常＞ 40 岁
出现症状时间	较快，几周	缓慢，数月至数年
体重	体型消瘦，明显体重减轻	肥胖
临床症状	中度或重度	轻度或缺如
酮症酸中毒	常有	少见
空腹 C 肽水平	低	正常或高或低
自身免疫反应标志性抗体	有	无
家族糖尿病史	常无	有
其他自身免疫病	常有	无
治疗原则	必须胰岛素	基础治疗、口服降糖药，必要时用胰岛素

二、病因病机

本病病因尚未完全阐明，目前认为是遗传易感性与环境因素共同作用的多基因遗传病。胰岛素由胰岛 β 细胞合成和分泌，经血循环到达体内各组织器官的靶细胞，与特异受体结合并引发细胞内物质代谢效应，整个过程中任何一个环节发生异常均可导致糖尿病。

三、类证鉴别

1. 肾性糖尿病
因肾糖阈降低所致，虽尿糖阳性，但血糖及 OGTT 正常。

2. 继发性糖尿病
肢端肥大症、库欣综合征、嗜铬细胞瘤等表现有血糖高、糖耐量异常，但有相应的临床表现、血中相应激素水平增多及影像学改变。

3. 药物引起高血糖
糖皮质激素、噻嗪类利尿剂、β 受体阻滞剂、水杨酸制剂、磺胺类、口服避孕药等都可抑制胰岛素释放或对抗胰岛素的作用，引起糖耐量减低，血糖升高，尿糖阳性。有相应的服药史，停用后血糖恢复正常。

4. 其他
甲状腺功能亢进症、胃空肠吻合术后，因碳水化合物在肠道吸收快；弥漫性肝病葡萄糖转化为肝糖原功能减弱，在进食后 1/2 ～ 1 小时血糖高于正常，出现糖尿，但空腹、餐后 2 小时血糖正常。急性应激状态时，出现一过性血糖升高，尿糖阳性。

四、适宜技术

【针刺】

1. 治法
清热润燥，养阴生津。

2. 取穴
取相应的背俞穴为主。

NOTE

主穴：肺俞、胃俞、肾俞、胃脘下俞、三阴交、太溪。

配穴：口渴多饮、口干舌燥、尿频量多配太渊、少府；多食易饥、形体消瘦、大便干燥配内庭、地机；尿频量多、混浊如脂膏，或尿甜配复溜、太冲。

3. 操作

肺俞、胃俞、胃脘下俞不可深刺，以免伤及内脏。余穴常规针刺。

4. 方义

消渴因肺燥、胃热、肾虚等所致，故取肺俞以清热润肺、生津止渴；取胃俞、三阴交清胃泻火，和中养阴；取肾俞、太溪以益肾滋阴、增液润燥；胃脘下俞为治疗消渴的经验穴。

【推拿】

糖尿病属于中医消渴范畴，推拿对轻中度患者的症状改善有较好疗效，但中西医药物治疗必须认真坚持。

1. 俯卧位操作

（1）患者取俯卧位，医者站于患者身侧。用㨰法在背部膀胱经往返施术，3～5分钟。用按揉法在背部膀胱经第1侧线背俞穴治疗，重点在胰俞穴按揉约3分钟，以酸胀得气为度。并捏脊5～7遍。

（2）继上势，直擦督脉及膀胱经，横擦肾俞命门一线，透热为度。

（3）继上势，掌推双下肢后侧至跟腱处3～5遍；按揉涌泉穴，以酸胀为度，再配合擦法，以透热为度。

2. 仰卧位操作

（1）患者取仰卧位，医者站于患者身侧，用一指禅推法或指揉法在鸠尾至中极穴操作3～5遍；重点在鸠尾、上脘、中脘、气海、关元穴治疗。

（2）用指振法在神阙穴治疗约1分钟，顺时针方向摩腹5分钟。擦胁肋部，透热为度。

（3）继上势，用点按法在阳陵泉、足三里、三阴交治疗，每穴约1分钟，以酸胀为度。

3. 坐位操作

（1）患者取坐位，医者站其身后，用拇指点揉法在风池、风府、百会治疗，每穴约 1 分钟。

（2）用拿法在颈部、肩井治疗，分别为 1 分钟；最后用叩击法在肩背部治疗数次以结束。

［按语］

1. 严格遵守糖尿病饮食，忌烟酒辛辣之品。

2. 保持乐观情绪，勿急躁易怒。适当进行体育锻炼，不可过度劳累。

3. 根据不同的并发症，积极采取对症治疗。

【拔罐】

留罐法可取肺俞、脾俞、肾俞、三焦俞、足三里、三阴交、太溪穴。或采用背部俞穴走罐，推拉至皮肤潮红或皮肤出现瘀点为止。每日 1 次，待病情改善后隔日 1 次。

慎用刺络拔罐法，糖尿病患者的皮肤易化脓感染。

【刮痧】

1. 治法

滋阴清热，益气生津。取足太阳经、足少阴经、足阳明经，以平刮为主。

2. 处方与操作

平刮足太阳膀胱经第 1 侧线大杼穴至肾俞穴的循行线，要求出痧；补刮足少阴肾经阴谷穴至太溪穴的循行线，以皮肤微红为度；平刮足阳明胃经足三里穴至下巨虚穴的循行线，以皮肤微红为度。

NOTE

[按语]

1. 糖尿病患者如果血糖控制在正常范围的话，可以进行刮痧治疗。血糖偏高的患者，不主张刮痧治疗。

2. 合理膳食，少食多餐，进行适量的体育锻炼。

3. 刮痧后饮用 300 ～ 400mL 温开水。

4. 间隔 3 ～ 6 日刮痧 1 次，连续 4 次为 1 个疗程，休息 2 周后再开始第 2 个疗程，应坚持治疗至血糖控制在正常范围内。

【耳针】

1. 取穴

主穴：胰胆、内分泌、皮质下、缘中、脾、胃。

配穴：耳尖、耳背静脉、眼。

2. 治法

（1）毫针法：耳郭常规消毒后，用毫针对准所选穴位刺入，每次取一侧耳穴，两耳交替使用。留针 1 小时，留针期间，间歇捻针。出针时迅速将毫针拔出，除特殊要求外，用消毒干棉球轻压针孔片刻，以防出血。每日 1 次，14 天为 1 个疗程。

（2）压籽法：每次取一侧耳穴，耳郭常规消毒后，用中药王不留行籽贴压在所选穴位上，边贴边按压，贴紧固定。并嘱患者每天在感觉饥饿时或饭前按压，每次按压 3 分钟左右，中强度刺激，3 天换对侧耳穴，7 天为 1 个疗程，疗程间隔 5 天。如对胶布过敏，及时取下，以免造成耳部水肿。

（3）刺血法：每次取一侧耳穴，左右耳交替进行，按摩耳郭使其充血后，以 75% 乙醇做常规消毒，用注射针头点刺耳尖、耳背静脉及眼，每隔 3 天治疗 1 次，每个穴位出血量为 10 ～ 20 滴。

NOTE

【穴位注射】

1. 取穴

肺俞、脾俞、胃俞、肾俞、胃脘下俞、三阴交。

2. 操作

每次选用 2 ～ 4 个穴，选用当归注射液、黄芪注射液或小剂量胰岛素，常规穴位注射。

> ［按语］
>
> 1. 本疗法对糖尿病早、中期患者及轻型患者效果较好，但需坚持较长时间治疗。若病程长而病重者，应积极配合药物治疗。
>
> 2. 糖尿病患者的皮肤极易并发感染，在针刺过程中应严格注意消毒。

NOTE